食物、营养与疾病

比勒医生的营养学忠告

[美]亨利·G.比勒 著 梁惠明 译

长江出版传媒

湖北科学技术出版社

图书在版编目（CIP）数据

食物、营养与疾病：比勒医生的营养学忠告 / (美)
亨利·G.比勒著；梁惠明译. — 武汉：湖北科学技术
出版社, 2018.7
ISBN 978-7-5706-0320-6

Ⅰ.①食… Ⅱ.①亨… ②梁… Ⅲ.①营养学 Ⅳ.
①R151

中国版本图书馆CIP数据核字(2018)第119719号

著作权合同登记号　图字：17-2018-070

原书名：FOOD IS YOUR BEST MEDICINE
This translation published by arrangement with Ballantine Books,
an imprint of Random House Publishing Group,
a division of Random House, Inc.
本书译文由中国台湾远流出版事业股份有限公司授权使用

Shiwu Yingyang Yu Jibing Bile Yisheng de Yingyangxue Zhonggao

食物、营养与疾病：比勒医生的营养学忠告

[美]亨利·G.比勒　著

| 责任编辑：李　佳 | 封面设计：胡博　烟雨 |

出版发行：湖北科学技术出版社　　　　电　　话：027-87679468
地　　址：武汉市雄楚大街268号　　　　邮　　编：430070
　　　　　（湖北出版文化城B座13-14层）
网　　址：http://www.hbstp.com.cn
印　　刷：固安县京平诚乾印刷有限公司　邮　　编：101111

880×1230　1/32　　　　　9印张　　　　　150千字
2018年9月第1版　　　　　　　　　2018年9月第1次印刷
　　　　　　　　　　　　　　　定　价：45.00元

校阅者的话

萧裕源 医师

乍看之下，这本书像是在开医药科学的倒车，大有向草药郎中看齐之势。阐扬的是医药观念的复古，用的是青菜生乳。当医学界天天在努力创造新的抗生素以控制病菌感染时，作者大胆反对支配医学界已久的巴斯德细菌理论。癌症是当今人类的头号敌人，现代医学想尽办法用刀切、放射性元素照射、化学药品控制；而作者则通过菜汤、酵母等来指导大家预防癌症，你愿意相信吗？

科学界，尤其是医学界，往往不容易接受新的事物。一个观念，一个理念，要不是经过周密的求证，并且白纸黑字地印刷出来，在重要的学术期刊上发表，绝不会有人相信或同意。而一个像作者这样的医师，身处抗生素和特效药时代，却敢在患者面前阐述他的自然疗法，指导人们通过改变膳食结构，增强免疫力，进而维护健康。事实上，他并不完全排斥时下的治疗方式或者什么祖传秘方，他接受科学的检验和诊断方式，只是在治病的观念上，更多地借助自然的力量而已。

这本书的出现，可能改变许多人对于健康的意义和疾病、医学、食物的固有观念。读者可能会将信将疑，甚或嗤之以鼻，但它将或多或少影响你。至少，这本书强调了一个古老的养生观念，这对于过分依赖医药的现代人无疑是有益的忠告。

前 言

多年前，当我还是一个医学院学生时，大家对营养的研究是肤浅的；甚至现在，大部分医生对营养科学的理解，还陌生得令人哀痛。在我职业生涯的早期，身为一个年轻医生，我因工作劳累而导致健康崩溃，我开始怀疑健康和合适的饮食习惯的密切关系。我是个好奇的人，当我沿着新的途径去深入研究食品化学时，得到一个结论：食物比药物更重要。不久之后，经过重复证实，我决定用食物帮助大家维护健康。

当时我的同事以为我疯了，但时间却更增强了我的信念。

今天我们不但活在原子时代，也活在抗生素时代。在这个年代里，每当面对病人时，我的很多同事就得查询一本堪与曼哈顿电话簿厚薄相比的书，此书列有千万种用以减轻病体痛苦的各种药品的名称。然后医生才决定，是开粉红色、紫色还是蓝色药丸的处方给病人。

我个人认为，这并不是行医之道。

有不少新的"特效药"被夸大宣传后问世，等到发现它的副作用问题很大时，就悄悄地抛弃它，而用更新、更强而有力的药品来取代，宣称可治人类百病。

我谨慎使用药品，部分是因为我开始重审一个古老的医

3

学真理——大自然利用体内的自然抵抗力实现真正的治疗。在正常的情况下，如果给予机会，大自然常常是最伟大的治疗者。医生的工作是帮助此治疗者，与大自然的力量合作，扮演一个支持者而不是表演者。大自然治病并不是如麦迪逊大道般"越快越好"，而是需要时间，慢慢地，好像一棵树的成长一样，每天只增长一些。大自然决不会迅速地令一个病人或病兽站起来：它需要一个缓慢而有规律的康复过程。病兽们拒绝进食而去休息或睡觉，直至大自然治好它们为止。那么，只要给予大自然机会，为什么不可以预期它对病人做出同样的事情来呢？

我深信此道理，因此反对医生以强力而副作用极大的药品去应付疲惫的病人，然后再被迫以其他的药去"化解援救者"。反之，我令病人"斋戒"，只服用简单的菜汤或果汁，使疲惫的体内器官有机会排泄废物，提高自身的免疫力。

多年的实验室试验和观察告诉我，细菌通常不会引起疾病，它们只是与疾病共存。它们存在于每个病体中，但是因为生病的人身体机能有障碍，所以细菌才能够繁殖滋长。在医学的科学领域中，每一个新观念的发展都开辟了一条新路，通往有待探讨的新区域。抛弃药物的滥用和疾病的细菌理论，我打开了一条探讨排除滞留体内废物的途径。概括来说，我的意见是"不适当的食物可以引起疾病，适当的食物可以治病"。为了支持这个理论，我曾经反对（有时甚至非常强烈地反对）某些传统药物。

在寻求更多方法来排除毒素时，我在美国及欧洲开始循着原路线研究，如何利用内分泌，特别是肝、肾上腺、甲状腺和脑下垂体。我在医学上的好奇心指引着我去研究各种刺激性食物和非食物（如盐）对人体的伤害。

普通美国人所偏好的油煎圈饼、咖啡、芥末热狗、冰淇淋、煎肉、炸薯条、各式派饼和正餐间的甜点、可乐饮料、糖果、复合维生素丸和阿司匹林等，均不能带来健康，也不能造出纯正胆固醇。在胆固醇还未成为一个家喻户晓的名词前，我已经对它在身体内所扮演的角色很感兴趣。在本书中，你将会看到对胆固醇问题的独特探讨和如何制造一种在动脉里很耐用的纯正胆固醇。你将会在书中发现哪些食物是有益的，哪些是有害的，以及人体在健康时和生病时的反应如何。你会知道虽然有进食和不进食的建议（因为什么时候不该吃，常常会比该吃什么更为重要），可是并没有一种饮食可以治愈你所有的病。

我4岁时的某一天，在俄亥俄州的辛辛那提对我父母宣布将来要做一个医生。现在我已经做了五十多年的医生，是执业家庭医生，而不是专科医师。

我治疗过的病人有电影明星、工人、政治家、专业人士、农民等不同阶层的患者，我也给世界带来成千上万的健康婴儿，包括我的儿子和孙儿。10年前，我觉得我可以退休而献身于自己的嗜好了——音乐、阅读、雕刻、爬山和研究野生动物，所以我关闭了在帕沙第纳的医务所，在一个能俯瞰暖和的太平洋的高山上，盖了一间宽敞有落地窗的房子。然而1个礼拜7天总有许多或远或近，甚至从海外来的病人找我，他们想知道有什么适当的食物可以治愈他们的疾病。如果我能够帮助他们恢复健康，我会得到很好的报酬，因为在治疗期间，我已不单是一个顾问，而且还成了他们的朋友。

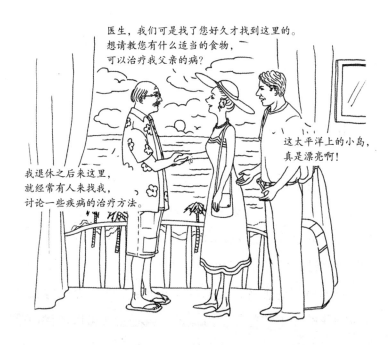

医生，我们可是找了您好久才找到这里的。想请教您有什么适当的食物，可以治疗我父亲的病？

这太平洋上的小岛，真是漂亮啊！

我退休之后来这里，就经常有人来找我，讨论一些疾病的治疗方法。

目　录

第一章　健康与疾病面面观

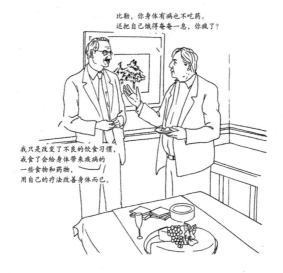

比勒，你身体有病也不吃药。
还把自己饿得奄奄一息，你疯了？

我只是改变了不良的饮食习惯，
戒食了会给身体带来疾病的
一些食物和药物，
用自己的疗法改善身体而已。

我食量很大，是一个好吃所有淀粉类食物的食客，如果缺少甜点我就会觉得午餐或晚餐不完美。此外在餐食中，偶而还要有1升的牛奶。

　　我不知道我的膳食习惯有害，我喜欢吃什么就吃什么，任何劝告对我都没有意义。从出生到老死，食物是最受关注的，所以不容易被干预，拼命减肥的大胖子对这点了解最深刻了。

第一节　治疗比疾病本身更糟糕

靠药品生存是可怕的生存。

——卡罗拉斯·林奈

在美国 5.6 万间药店内的一间，一位穿白衣的药剂师每秒钟配制 18 项处方，这些粉红色、紫色、黄色、白色和绿色的药丸、胶囊、锭剂及针剂的总值每年达 10 亿美元。

——玛格瑞特·克拉克

日常的食物就是我们最好的保健品

两千多年前，在古希腊的科西嘉岛上，满面胡须的医学教师——希波克拉底坐在山边一棵亚洲筱悬木的树荫里，以他最简扼而精确的格言"你的食物就是你的医药"来训诲围绕在他身边的医学生。

直至今天，还没有人能比他更生动地告诉我们生存之道。

职业医生强调他们会努力赶上"西方医学之父"希波克拉底，事实上他们在开业前即需要宣读希波克拉底誓言——一个具有高尚道德标准的崇高演说。然而今天全世界每一个大城市里都有很多细菌学家、制药研究员和化学家，坐在光亮的白色实验室内献身研究，忙碌地为每一种已知的疾病制造神奇的"合成万灵药"。和受人尊敬的希波克拉底不一样，

3

他们的口号是："你的救命丹就是我们最新发明的药。"

不管科技有多进步，不管人们花费了多少金钱在医学研究上，人类仍然会生病及死亡。医院和精神病院挤满了病患与绝望的人。在美国——历史上食物最富足及生活水平最高的国家—— 一个真正健康的人却如海底捞针一样罕见。第二次世界大战时，虽然采取极低的体格标准，仍然有大约40％的美国青年被认为不适合服兵役。过去10年内兵役的体格标准已经降低了3次，由此可见美国是世界上最富有的国家，同时也是较不健康的国家。

为什么会如此？

将来又会如何演变？

过去10年的兵役体格标准已经降低了3次，
每年却仍有许多美国青年不适合服兵役。
体格标准已经不能再降了，
这样送他们上战场无疑是让他们送死。

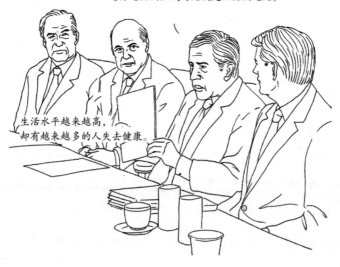

生活水平越来越高，
却有越来越多的人失去健康。

我们对癌症、高血压、心脏病的担忧，其实是对所有恶疾不断增加的忧虑。

当然，新的药物和技术正在向这些"杀手"挑战。有些是成功了，但某一家大药品实验室的副总裁费尼士·汤普森承认："失败常是我们最重要的产品。"如果真的没有一种药物是无害的，那么这些有危险性的药品所能引起的反应则关系重大，因为这些反应也许会影响深远。另一个用药的不良后果，可能是成瘾。外行人用别人所服的药治疗自己，后果将不堪设想。

"神药说"是愚弄世人

病人从报上读到某种"神药"问世，他们会蜂拥至医生的诊所，要求用这些药来加速治疗。结果，可能发现更严重的不良反应，而且平添了更多的疾病。虽然花费了数万元进行临床试验，但是对这些极为危险的药物的作用与效果所作的研究，仍然极为幼稚。一旦一种新药被欢呼而出，就如好莱坞式的吹捧，往往被捧为深具潜力的生命救星，但是几个月后它像凶器般被悄悄地收回了。如果病人知道他们向医生索取的新"神药"需要数月或数年的辛劳工作，才能确定它的价值的话，他们仍会那么渴望当实验品吗？

不幸的是，忧虑的美国人，受了电视和报纸的商业化药物广告的影响，认为健康是可以从药房的药瓶中买来的。他们忘记了或根本不知道，只有遵奉明确的自然规律才能找寻到健康。

这样的例子很多。每个人听到欧洲镇静剂——沙利度胺动人的标题后，便会毫不防范地服用它，可是它能使在怀孕初期服用此药的孕妇，产下残肢怪婴的不幸后果，非常让人震惊。

那么，为什么有这么多的欧洲和美国妇女服用沙利度胺呢？为什么那么多的孕妇将它分赠给期待服用这种药物的朋友呢？因为它可解除那些自然症状。当妇女怀孕时，大自然为了要找寻一个较为洁净的化学场地去孕育婴儿，她要很费力地消除母亲体内聚积的毒物，子宫无可避免地要成为发育中婴儿的容器，它就突然从一个可排除毒素的器官转变为一个不能排经的器官。

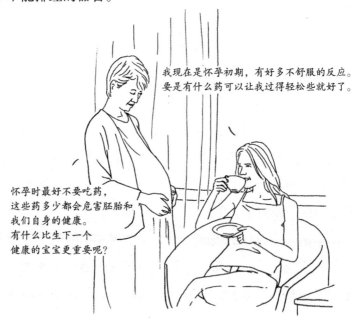

6

我的研究指出，母体为了方便清洁工作，要由肝脏排出大量体内的血毒而形成刺激性胆汁。所有可归类为"怀孕期毒血症"的不良反应，如恶心、呕吐、疲倦、紧张、消化不良、头痛等均在此期间表现出来。很多受苦的妇女把沙利度胺当作治疗这些痛苦的圣药，只是为了要缓解怀孕初期的痛苦症状，却得到如此的惩罚，这是多么悲惨啊！

人们一窝蜂地研制一种新药，也同时引起了广泛的伤害。镇静剂和肾上腺皮质激素就是重要的例子。例如不大为人所知的有"鱼肝油狂热"，幸好，此热度逐渐冷了。海豚、鳕鱼、大比目鱼和鲨鱼的肝被细心地提炼、清洁、漂白和滚沸，直至它们失去原来的面貌为止。你禁不住要怀疑在用一桶桶的鱼肝油治疗软骨病的过程中，究竟会制造出多少新的疾病来。

这些年来，我虽然接生了上千个婴儿（包括我自己的儿孙在内），但我从来没有用过鱼肝油，婴儿们都发育得很健康。他们只服用未经精制的牛奶和糖，出生半年后再加入水果和蔬菜。

小弗朗西斯·布登杰医生的实验和观察推翻了鱼肝油理论（我将会在后面的内容中，谈到更多有关他的工作）。布登杰医生在证明"熟肉的营养对肉食动物来说完全不够"的实验中，发现他用作实验的猫很快就得了软骨病。于是他采用一般方法治疗，给猫喂鱼肝油，并逐渐增加鱼肝油的分量，直至病猫腹泻为止。不幸的是，软骨病仍然存在，而且产生了新的并发症——消化不良。鱼肝油不但扰乱了消化系统和肝脏的功能，也使身体其他重要的器官如甲状腺、心脏和肝受到伤害。可是如今还是有很多母亲，善意地把这些难吃的油，填进她们婴孩的嘴里。

"万灵丹"可能是后遗症的元凶

证实某些药品有害的实验报告很多，但是大家对刚从实验室出炉的新药兴趣太浓厚了，所以报纸和杂志都以之作为头条新闻。当每周的新闻杂志以轰动的文章，对实验性"神药"作惊人的报道后，医生就可以肯定，病人必将于次日涌来索取此药。

抗生素的名单不断地增加，如果医生滥用它们，就会产

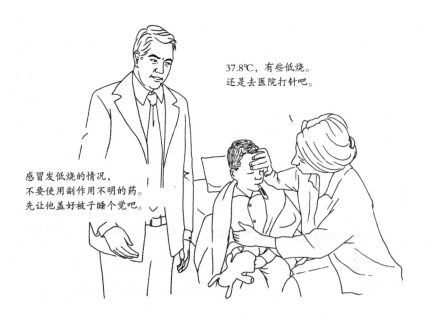

37.8℃，有些低烧。
还是去医院打针吧。

感冒发低烧的情况，
不要使用副作用不明的药。
先让他盖好被子睡个觉吧。

生很大的危险。有些人在服用多次后便对抗生素很敏感，这是因为抗生素的大分子，迅速地与蛋白质结合成抗原，然后形成体内的抗体。对药物敏感的人会有过敏的现象，有些过敏只是轻微的皮疹，但也有因过敏休克而暴毙的。

在我自己的档案中，就有两个因为医生使用抗生素不当，而产生不良结果的例子。一位36岁的妇人，健康状况良好，得了伤风及头痛。虽然只有轻微的病症而且没有发烧，但被注射了抗生素，注射后头痛反而加重。第二天再次注射，头痛剧增。过度刺激的结果，使脑下垂体增大而压迫到脆弱的视神经，最终导致永久性的完全失明。

第二个例子是一对健康状况良好的年轻男女，他们计划结婚，在婚礼前新娘患了伤风感冒。医生为她注射抗生素，随后就得了急性阴道炎（红、肿、痛），而且延续了数年，以致妨碍了性生活。

莱顿大学德高望重的医科教师哈曼·波尔哈夫说："非自然的治疗会使充斥于我们体内的体液出现缺陷。"只可惜他生于1668年，要不然他或许可以好好地解释有时因使用抗生素，所引起的轻微到严重的反应。为了要减轻或治疗这些反应，药学家又发明了另一种药——这就是我们以毒攻毒的一种典型例子。

当你了解到隐伏两种刺激物在没有防备的人体内，会引起多少后患时，你会害怕。既然所有导入体内的药品，均能产生坏与好两种反应，那么限制它们的使用是否不合理呢?

9

至少有一个毛病要严格限制使用这类神奇的药，那就是普通的感冒。

特效药有时可能有极大副作用

医生办公室成了堆积如山的药物贮藏室，差不多有两万个早期称为"药贩"，如今称为"代表"的人给医生赠发免费样品。你或许会抗议，医生办公室并不是研究新药效的地方，药效在医生用之于病人前早该厘定好了。因为这些药品是由药厂分送，作为免费宣传之用，美国人遂遭遇到前所未有的多数含有不良反应的特效药。因此一个人在服用新药时，要求知道自己是否成了非志愿的实验品，并不为过。但是这种权利在沙利度胺惨剧中，横遭褫夺。

无可讳言，药品治疗疾病可以快似白兔的繁殖力。同时，制药也并不是现代才有的现象。有史以来，人类就不断寻访长生不老的特效药，以便使他们健康长寿。

人类曾被称为"修理可携式水管的天才集合"，经过几个世代的"水管修理"，他们倒过蝎子的粉末、蝙蝠的耳朵、黑麦的麦角、鸦片粉、吐根、莨菪、毒狗草、杀鼠药和颠茄的调制品以及千万种较为普通的"万灵药"。我们有一种生活在"药物催眠"时期的感觉。但是在公元前半世纪时，帕理士·西勒斯就曾严肃地评论："有些药比疾病更毒。"从那时开始，甚至比他更早，病人和医生都作过类似的讥讽。

医生自己会乱服药吗？幸好，并不多——虽然"医生"

的同义词为现时已罕见的"药物学家"。近代一位最显赫的医生威廉·奥斯勒爵士在 20 世纪初病倒在坎城，一位当地的医生给他一粒含有汞化合物的药丸，宣称这是很多种疾病的神药，翌晨，那粒药丸仍然在奥斯勒的桌上。

奥斯勒在把它丢入废纸篓前说："这是一粒奇怪的药丸。"它也曾被用于治疗梅毒，直到后来发觉梅毒第三期病征很多是由于水银中毒所引起的才停止。奥斯勒指出："渴望服用药物，也许就是用以区别人和兽的最大特色。年轻的医生以二十种药去治疗一种疾病，来开始他的医生生涯，而年老的医生以一种药去治疗二十种疾病来结束他的从医生涯。"

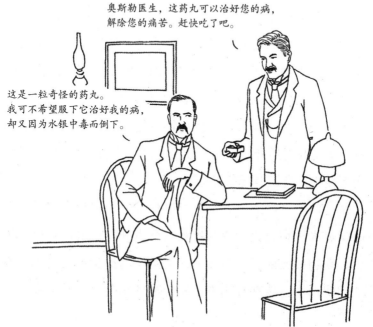

我承认在我从医学院毕业后的数年间，我也以药丸、饮剂和"万灵药"塞给我的病人。后来我才好像莎翁笔下的麦克白一样，决定"把药抛给狗，我不要用它们"。而我发觉狗真是聪敏的动物，它们只是闻一闻就快步走开。

医生不过是大自然的助手

我是怎样冲出这个被药品催眠的状态的？怎样恢复到不依赖药物，而以食物作为健康助手的呢？除了我对疾病的原因与治疗做了许多探讨以外，还有一个将要在这里讨论的故事。当时，我并没有盼望另一种神药从试管冒出，反而怀疑此时是否应该回顾一些古老事实和验证一些以前名医行医时，对医药的惊人的敏锐观察。

最近我浏览一些医学书籍，读到一本奥立佛·荷姆斯以歉疚的语气写成的诗集《鹦鹉螺》。这位善良的老绅士对各种热病的原因做过医学史上最透彻的研究，荷姆斯医生曾被誉为"世上最成功的医生和学者的组合"。他的一句名言，虽然因常被引用而失去它的新鲜性，但应用于今日倒比他当时所写的时候更适合："我坚信如果能够将某些药物沉于海底，将会有益于人类，但会危害鱼类。"

这是因为可怜的"人鱼"经过数世纪的药物麻醉后，很多医学界人士在讨论健康和疾病时，也开始指出食物疗法的重要和药物的无能了。最伟大的医生用药最少也最简单，因为他们明白大自然在健康方面所扮演的角色；他们了解大自然的力量是致力于使人、兽和植物世界获得并保持健康状态。

我们在希波克拉底的基本教训里知道"大自然治病，医生只不过是大自然的助手"。当这位临床医学之父革除强烈和有毒的医药而爱上一个非常简单但很理智的信仰后，也就开创了希腊医学史上的黄金时代。他相信大自然中的好食物、新鲜的空气、休息、娱乐、睡眠、天气变幻和生理治疗，都具有增强免疫力效能。

研读医学史，我越来越信服不能单单依靠医药。是什么使汤姆斯·史登汉成名，使他成为17世纪英国医生的先驱呢？我想是丰富的常识与纵横的才气，使他获得"英国希波克拉底"的头衔，也使得素受敬仰的莱顿城的波尔哈夫在提到史

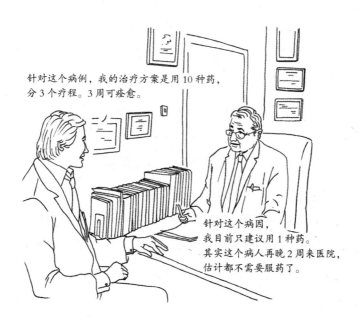

登汉的名字时也要脱帽致敬（波尔哈夫并不是一个傲慢自负的人，他曾经收到一位在中国的医生所写的信，信封只写着"给欧洲最著名的医生"）。当史登汉知道病人的病因时，他用最简单的药；当他不知道时，他只是密切观察病人但不用药。他敢指令天花病人呼吸新鲜空气，让肺病患者骑马，以此取代各种名家学派所主张的抑制体系，以及服用有害而且讨厌的药物。

在史登汉时期，新鲜空气对人体有益，但是今天若仍赞扬纯净空气、纯生奶、纯净水、天然而未经精制和防腐的食物、没有喷洒农药的蔬菜和全麦营养面包的使用是维护健康的新法，会被视为是太欠缺考虑了。

现代医生也有不大相信人体本身有天赋智慧的倾向。他们忘记了人体有两个比任何人类创造的计算机更复杂的豆状化学权威——肾。相反地，越来越多的医生在忙着提笔开处方给向他们求药的病人时，忘记了史登汉医生的故事——在他忙着交处方给病人的时候说："趁它现在还可以用时快去配药吧！"

回溯到1855年，那时药物是主要的治疗方式，麻省医学协会刊登了下列一则告示：

财务部宣布收到本协会的一位会员所提供的100元，作为下列题目的征文奖金："我们将视每一个不用药品而可以合理和成功地预防及处理疾病的方法，为人道和科学医学的一大迈进。"

我只想在此书中告诉你，疾病的预防和处理是可以不用药物的，我成功的次数多得数不清。虽然我对这个问题的解答太迟了，来不及接受那一笔著名的奖金，但我希望还来得及做一些有益的贡献。

第二节　身体是你的 DIY 修理店

医药之宗旨是祛病延年；医药之理想是脱离医生。

——威廉·梅约　医学博士

人体是一个举世无双的机器，一个奇异的结构，它的错综复杂实在惊人。对希波克拉底和中世纪医学巨人盖伦的信徒来说，它是一个令人迷惑的、永无止境的学问，最有学问的科学家也对它肃然起敬，同样敬畏人体自行修补损伤及治疗疾病的惊人能力。

关于人体，有很多地方是需要我们研究的。我们已经知道的（也是我们能够了解的）是它的操作方式，我们不明白的是，为何人类这个设计卓越的身躯会有谜一样的疾病。匈牙利杰出的生化学家圣捷尔吉·阿尔伯特于 1937 年因鉴定出维生素 C 而获得诺贝尔奖。他精妙地描绘出这个谜：

健康与疾病的一般问题占满了我的整个科学事业，但它们为两个相反的意念所支配。作为医科学生，我学到使人类痛苦的千百种疾病；作为一个生化学家，我暗暗地羡慕人体美妙的精确性、适应性及完美性。医学告诉我骇人的不完善，生化学告诉我美妙的完善——我曾经怀疑它们的矛盾在何处。任何大自然创造的事物都好像十分完美，那么是否人类就是唯一生存的不完善生物？而他面对的不完善只可以由他自己的头脑来解决吗？如果不是，那所有的疾病又从哪里来呢？我们又怎样去了解它们呢？这是医学科学的最基本问题，也是健康与疾病的最基本问题。我们一定要解答这些问题，而且要尝试从个别疾病的叙述推广至健康与一般疾病的普通观念。此观念可能帮助我们领导人类迈向一个较为健康与快乐的境界。

改善饮食可以修缮身体

曾经的某段时间，我是一个忙碌和埋头苦干的医生，但我自己的身体日渐衰退。起初我太全神贯注于事业而忽略了自己的感觉，终于我必须要注意自己的状况了。医生不是好病人，他们知道得太多，要他们承认自己生病是困难的，人大多不愿意接受不愉快的事情。但当一个"病"医生终于为自己的疾病忙碌时，他对疾病的专门知识使他较容易被治疗。

柏拉图说："没有一个医生能够彻底治疗一种疾病，除非他自己得了此病。"我并不完全同意。但我知道在这一段不愉快的时间，我得到一个最有价值的教训，那就是一个本来健康的医生，从他生病的经验中能够得到多少。

　　我是一个科班出身的全科医生，当然我试用所有传统的药物。不过我很害怕，因为我的疾病并没有减轻，我仍有气喘、肾病及过重的毛病。

　　幸好，我遇见一位精通病理化学的医生，他对疾病的发病原因和治疗的革命性理论燃起我的希望。我们热烈地讨论我的病，5分钟之后，我便知道我该走的路。在认识他之前，我并不知道营养问题是永远不能以填塞药物来解决的，而那是我一向采用的方法。于是我埋头研究，很快地我便摒弃我的膳食陋习以及正在服用中的某些药物，使自己从不适当的食物及有害的药物所引起的过度刺激中解脱出来。结果我的疾病消失了，并且没有复发；我的体重从105千克降至68.5千克再回升至77.5千克，从此便停留在此状态，这正好完美地配合我的身高及骨骼构造。

　　我究竟是根据什么呢？是哪些神奇的食物恢复了我的健康？每次我对病人讲述我的经验时，他们都会提出这个问题——也许你也会如此发问。其实只是讲述是没什么收获的，因为在医学上，每一个人都像是一个个互不相干的小岛，需要一个专门为他而设置的计划。这就是为什么同质化的诊断与治疗会造成伤害的原因。医生应该比较清楚，尤其是那些"嫉妒"我有充沛的活力和健康的医生们，他们常问及我个人的生活方式。我不能够确实地告诉你要吃些什么，但我计划给你们一些对抗及预防疾病的一般饮食规则，你可以将这些规则有效地应用在你个人的病况中。当你对事实有所认识

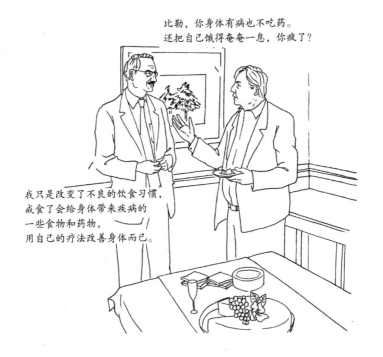

时，你就知道适当的食物并不只是一种时尚的保养方式，它还是一种生活方式。

　　对某些正统医生而言，单单改变饮食便能得到效果是近乎神奇的。多年前，我对以饮食作为预防方针的兴趣得不到其他医生的共鸣，只有非医药界人士才相信过分刺激的食物及药物，超量的糖和淀粉、调味品、酒及烟草会给健康的身体带来疾病。一般的医生正忙于开处方而忘记了彼得·拉善的话："经验告诉我们，改善饮食可以快速及有效地预防某些疾病，特别是营养不良者。"虽然在过去的几十年内医学科学突飞猛进，但是早期这些医生悟出的真理至今还是有用的。

我对拉善及其他相关的观点进行发扬，我集中注意力在3个领域做研究：内分泌化学、食品化学和整个代谢化学。

我知道用兴奋剂、不适当的食物或药物来鞭策疲乏、生病的身体，肯定会产生严重的后果，因此在多年的工作中我尽可能随时随地地增加我的知识。虽然有50年的经验，我仍然算是一个学生。医学不断地改变，而我对营养在健康上所担任的角色的好奇心也从没有降低。当我自己的健康崩溃时，也是这个兴趣激励了我。

在我研究营养及内分泌系统化学之前，依今日一般知识的判断，我的膳食习惯是很糟糕的。例如：在等候晚餐时，我习惯将少许盐洒在手掌上，然后一直舔食到餐点送上才停止。还没有尝过我太太放在我面前的食物，我就自然地探手去取盐罐。盐使我觉得舒服，我用它作为一种刺激物，正如其他人喜欢咖啡、香烟及酒一样（那些东西我一样都不喜欢）。我食量很大，是一个好吃所有淀粉类食物的食客，如果缺少甜点我就会觉得午餐或晚餐不完美。此外在餐食中，偶而还要有1升的牛奶。

我不知道我的膳食习惯有害，我喜欢吃什么就吃什么，任何劝告对我都没有意义。从出生到老死，食物是最受关注的，所以不容易被干预：拼命减肥的大胖子对这点了解最深刻了。当我读到《洛杉矶时报》对拥有1.6万个营养学家的美国营养学会主席爱迪·琼斯小姐的访问后，我对好或坏的膳食习惯更加坚信了。琼斯小姐是阿拉巴马人，她没有忘记南方烹饪的口味。她说："我仍然喜欢将豆子煮上3小时并保留煮豆的水，我是吃这样烹煮的豆长大的。但我不会建议医院以此作为理想的煮豆方式。"琼斯小姐知道将酶及维生素烹煮3小时会如何，但她并不准备改变她毕生的习惯。

不过当疾病来临时，我已准备并愿意改变。当我彻底改变膳食后，我的体重开始减轻。我记得我的科班医生同事打量着我，同时还听到他们喃喃地说："比勒把自己饿得奄奄一息，他有点疯了。"经过差不多一年的研究后，我停止使用某些药物来治疗，因为从食品化学及内分泌化学的研究中获得的指导效果比较好，疗效较为持久，且长期使用也较无害处。我的朋友都怀疑地摇头。

营养角色应重新定位

我的医生同事视我为采用药物治疗的正统医学的叛徒，他们预料，我如果想治愈病人，就要再次加入他们的行列。其实，没有一种特效药是可以专门医治慢性疾病的，就算是过分渲染的神药也不能造出奇迹。事实上某些人体疾病是能够自我控制的，度过某个阶段以后，个体便会痊愈。病人所服用的药有无帮助，常为医学专家所争论。我相信有些药是不必要的，甚至是有害的；我同时相信医学专家过分治疗病人是不当的热诚。我们的医学杂志正在诚恳地讨论某种病到底是"治疗病"，还是"不当治疗引发病"。

谈到营养在疾病中扮演的角色，我先要指出将营养视为独立的科学来研究，才只有短短的数十年光景。回想我在医学院的日子，我对膳食的价值知道得很少，就像大部分刚自医学院毕业的医生一样。在 20 世纪初期，膳食很少被认为是医科课程的一部分，现在也没有多大改变。希波克拉底的信念则认为医生如果不能用食物医治病人，就应该将药留在化学家的瓶子里。

因此如果你敢对正统医生提及营养学可以治病的话，你可以知道他将会以何种怀疑的态度来听你的话。如果你说膳食对关节炎有效，他会吃惊地猛挥双手。

我的档案中，有 95% 因关节炎而跛脚并有恒痛的病人通过改变膳食，有效缓解了病痛。一般而言，我治疗关节炎所需的时间较长，但有少许病例在开始治疗 2 周后疼痛便有所缓解。我档案中有一个特别的病例：一位 55 岁的妇人企图自杀，因为她十分沮丧。她首次就诊时即诉说她的心脏跳动过速，而且不能睡觉；血压是 160/100，尿液酸性很强；膝盖、踝及脚肿胀、发热且疼痛得很厉害，使她难以下床或上街。她还抱怨她的手、左臂和肩膀僵硬及疼痛，她自认正迈向要坐轮椅的途中。

她习惯每天喝 12 杯左右的咖啡，抽很多烟，吃很多肉、淀粉、罐头水果及糖果，同时以阿司匹林来减轻疼痛。结果这种方式的饮食使她超重。

她戏谑地说："我愿意给你一年的时间，看你能否把我治好。"

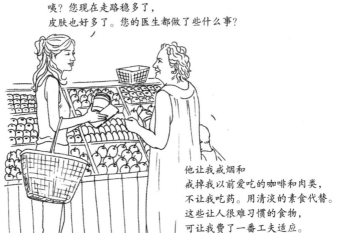

咦？您现在走路稳多了，皮肤也好多了。您的医生都做了些什么事？

他让我戒烟和戒掉我以前爱吃的咖啡和肉类，不让我吃药。用清淡的素食代替。这些让人很难习惯的食物，可让我费了一番工夫适应。不过现在一切都好多了。

　　我警告她："我也许需要更长的时间，你的关节并不是一天便僵硬起来的，你体内的毒素也累积了多年。同时你用药来减轻你的病症，再加上不适当的饮食，才造成你现在这种身体上及精神上的状态。"

　　虽然我有时也允许我的病人吃肉及喝淡茶或咖啡，但对她这个特例，我劝她放弃所有药物、香烟、咖啡和肉类。她唯一的药是钙片，然后便是下列的食物：起床时吃 1 片泡在温水中的酵母饼，早餐是豆角和绿皮南瓜煮成的菜汤，稍后喝110 毫升生牛奶。午餐是熟芹菜、菜汤、1 片面包和没有酱料的莴苣沙拉，下午吃些水果或喝以水稀释的果汁。晚餐是冷冻或新鲜青豆280 克和1 棵莴苣（稍微烹煮后即连汤一起吃），临睡觉前再吃 1 片酵母饼和喝一些水。

3 年后她的体重恢复正常，血压 120/100，她的沮丧消失得无影无踪，睡得好且可以勤劳工作。她说："能够从关节炎中解脱好像是一件奇迹，我再没有丝毫疼痛及肿胀的烦恼。我从来没有如此高兴过！虽然起初我很难习惯我的饮食，但现在我不再厌倦它了。有一段时间我因为思念糖果及肉类而不节制我的饮食，奇怪的是它们没有我想象中的好吃。当我发现没有它们时身体好多了，我就欣然地恢复我的食谱，因为我决心要远离轮椅。我现在感到全身舒畅，皮肤变好，每个人都说我好看多了。"

癌症与膳食的确有关

大部分的医生都认为我的病历实在令人难以相信，如果你有勇气在一个医生面前将饮食与癌症拉在一起，你常会失去听众。但是在保德信人寿保险公司任职多年的统计专家弗雷德里克·霍夫曼医生经过环球研究之后，写了一本厚如字典的书来谈论癌与膳食。霍夫曼的结论是："我深信膳食形态应被视为癌症的主因。"将膳食与癌或其他医生认为只有用药丸或注射才能医治的病相提并论，会被认为是异端邪说。我们对有治疗功用的合成化合物太关切了，而忽略了这些化合物一直存在我们的食物中已有数千年之久。

这些年来，我可以从我的病人中观察到膳食与疾病的密切关系。记得很多年前我用膳食去医治第一个肿瘤病例，我必须承认当时我对膳食与肿瘤的关系一无所知。一位农妇来到我的办公室，她的锁骨上有一个手术后被疤痕所遮盖的纤维肿瘤，长得像火鸡蛋一样大小并且很坚硬。

她解释说："外科医生开刀后才发觉不能将它移去，因为它深埋在神经与血管中。从杂志中我读到只要依照正确的膳食，肿瘤是可以减小的，听说你是用膳食来治病，你可以帮我吗？"

我告诉她："我不能确定应该如何进行。"检查她的尿，发现有极端超量的硫蛋白。当我问她一向吃些什么时，她说与丈夫拥有一个火鸡农场，在肿瘤发生前因为他们的火鸡卖不出去，她有好几个月一日三餐都是吃火鸡。虽然我承认我不知道应该如何去治疗她，我仍然提议我们先从她膳食中除去所有的硫质，然后用蔬菜与水果增加其碱性。她立刻避免吃甘蓝类及其他含硫丰富的蔬菜，当然还有动物及海产蛋白，这些都是含硫量极高的食物。

经过6个月严格去硫的膳食，我们很高兴地发现肿瘤只剩原来的一半大小，一年后它便完全消失了。我是一个谨慎的人，我开始想到这种治疗一定有某些力量。这是一个如石头硬，不宜手术的肿瘤，但是降低血液中的硫含量后，它即慢慢被再吸收和排除。这个病人继续保持没有动物蛋白的膳食2年，然后加少许半熟的牛肉或羊肉及少量牛奶，但仍然继续摄取那些有很大帮助的蔬菜与水果。

事隔27年后，一位出名且迷人的电影明星来找我，她长了一个如葡萄柚大小的子宫纤维肿瘤。麻省总医院的著名妇科医生提议必须要动手术切除，结果她来找我，我开了一个简单的饮食处方给她：早餐吃煮过的谷类麦片，午餐吃蔬菜沙拉，晚餐吃熟而不含淀粉的蔬菜；完全禁止所有动物蛋白质。不久她录了下面一段话给我：

　　我开始依照你的食谱进食时，也正是我生命中最艰苦的时期。我正开始主持电视节目，每天都要工作数小时，6个月来都是这样。然后我去加州拍了一部很成功的电影，当我旅行时，我仍然吃豆角及西葫芦，常在浴室小炉上烹煮。我的工作时间很紧迫，常要在口袋内预备1片面包或1只香蕉。电影拍了12个星期。然后为了摄影，我到处旅游，访问了33个城市，换了4个女佣，我的秘书甚至每晚都需要少许酒精来支撑自己。第一次旅行完毕又来第二次，结果我花了1年时间什么也没有做只是旅游，每隔一天就到一个不同的城市。这种工作可说是没有自由的。

　　转瞬间两年半的时间过去了，我回到麻省的波士顿。在早上我按腹部时，我知道那硬物消失了，我真正感觉到很健康。我去看以前替我检查的医生，他对从第一次检查后就没有我的消息很愤怒，而且确信我将会一团糟地出现在他面前。当他替我检查时我注意着他的脸色，可以看出他非常的困惑。他去拿检查卡，看看在这以前是否真的有葡萄柚大小的肿瘤。当他回来时我说："它不见了，是吗？医生。"他说是没有了，但他自然不能相信。我又说："你想知道它是怎样消失的，又

25

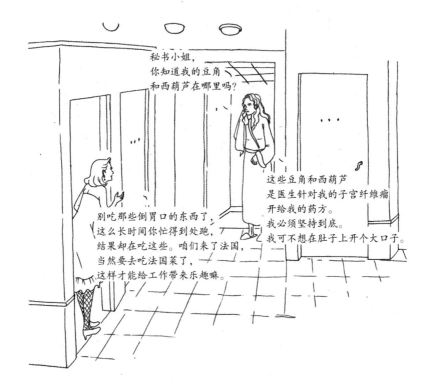

为什么会消失吗？我一直吃去蛋白质的饮食，一点动物蛋白都没有。"他把头往后一摆，笑着说："我想那很荒谬。"然后他又说不管如何它是会消失的。我说："是的，我知道一年半前让你开刀，就会没有了。"我起来穿衣服，离开他的办公室时，我微笑地问他："为什么你没想到自然界是如此的美妙呢？"

从此，我的很多病人均能将体内的纤维性肿瘤"赶走"，而他们所做的，只是改变饮食而已。这听起来好像很神奇，是吗？其他患有各种病痛的病人没有恒心保持他们严格且长期的指定饮食，或者他们根本就没有这个动机，他们宁可与肿瘤、溃疡、糖尿病或其他疾病共存，而不愿依照特别为他的病而设计的膳食将病痛除去。

恒心与合作有助医疗

还记得有关马与水的古老格言吗？有时病人不像马，他知道那是"救命的水"，但由于工作、生活安排得太紧凑，致使他不能执行，或认为自己不能坚守他的治疗性食谱。例如很多找我治疗过的电影明星，他们要到很远的地方工作或主持很多公益活动，并且不定时进餐，所以他们发现很难正常地照食谱进食。但当他们带着满是疾病、疲乏而紧张的身躯回家时，他们立刻弄一碗所谓的"比勒汤"，稍微烹煮的豆角、芹菜、西葫芦、香菜或其他我为他们个别的疾病而提供的蔬菜组合。就算只是一餐正确的饮食对充满毒素的身体也有帮助。

病人去找医生不单只是为了保存生命，也是为了尽可能远离痛苦与疾病可能带来的无助。但当病人不合作时，医生也无法履行他的职责。如果病人合作，在他开始采用恢复活力的膳食时，我就警告他可能会经历的转变：他的身体在进行"生理清除"，如果他过度饮食便无法进行了，因为过量的饮食本来就会使生理系统中的体液与组织产生血毒症，他必须排出这些聚积毒素的残渣。在这斋戒的初期，只进开水、稀菜汤或稀果汁，多多少少会有几天感觉严重头痛、恶心、头晕或脾气暴躁等等，这些不适症状的多少则由他身体的状况来决定。停止刺激性食物与饮料，他会出现轻微的"脱瘾症状"，好像那些吸毒者戒毒时的感觉一样。当体内的排毒过程活跃时，这些不调和的症状便渐趋安宁。最后，我告诉病人他付出多少代价以明智的饮食帮助他的身体，他就会得到多少报偿。

多年后我发现病人在生活当中，一定要有一种使命，一种希望能尽力完成很重要的事情的责任，这样才可以真正激发他去自我救治——他必须自我治疗。我能做的只是强调此事，指导这个过程的进行以及帮助他适应他的特种食物。如果一个病人有兴趣并真正希望得到健康（很可能是他一生中的第一次），他会合作。但很多人根本不想对自己的身体负责，闲暇时，就会大吃大喝，结果是从事殡仪工作的人终生都非常忙碌。

不幸的是，太多正值壮年的生命被疾病无情地吞噬。在我开始研究时我已深信不用药丸，而只用正确的食物就可以预防疾病，改善病症。我的行医不只限于营养范围，我还替产妇接生，照顾他们的小孩，看着他们成婚，又替他们迎接新的一代。一般的诊治使医生有献身给病人的感觉，他要了解他们，从照顾他们身上他可以收获精神上的满足感。但我不会如此，我从来没有把自己当成专家。

人们对传统医药治疗失望时，就来找我，尤其是他们所用的刺激性药物，只不过是在鞭挞囚禁于他们体内的疲惫的"马"。他们找我配制膳食，通常是因为他们发现那些食物与他们的不适症状有关。所以很多人自愿遵照有关膳食的劝告，愿意用较好的营养搭配去换取健康，这样的治疗是比较容易的。

远离刺激物是当务之急

一般人都极不情愿改变他们吃了半辈子的膳食，他们不知道差不多所有坏的饮食习惯都带有刺激性。这就是说，人体几乎可以自动发觉，什么食物能够使它舒服约半小时，什么食物会暂时掩盖疲倦的症状。有些人要吃盐，有些人吃大

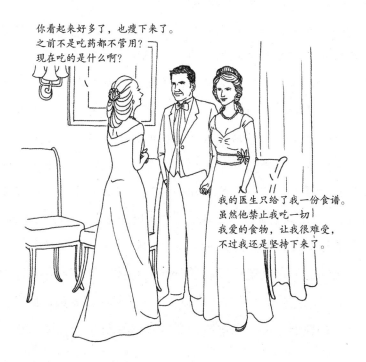

你看起来好多了，也瘦下来了。
之前不是吃药都不管用？
现在吃的是什么啊？

我的医生只给了我一份食谱。
虽然他禁止我吃一切
我爱的食物，让我很难受，
不过我还是坚持下来了。

量的肉及喝很多浓咖啡，更有些人嗜食糖果。当病人依照我的建议除去这些刺激物时，病人就会暂时觉得虚弱、沮丧及头痛，身体也在适应新的规则，并且正将毒素消除。虽然如此，有些病人仍然以为改变膳食对他们没有用处，他们要求医生立刻解救他们——结果当然会更坏。于是他们又恢复刺激性饮食的习惯，那是我不能与之争斗的悲惨结果（以后数章再作详述）。

我希望那些对人体如何工作只有模糊概念的读者，能从这本书中获益。医生每天都看到不假思索的病人，像放纵的小孩不顾一切破坏新玩具一样对待自己堪比无价之宝的身体。《生活杂志》上有一篇文章写得很好：

人体需要食物与氧气，如同汽车需要汽油与空气一样，但是它们能比较的也就到此为止。如果不是有障碍或破漏，汽车需要什么就要供给它什么，但是人体的燃料系统受制于它主人多变的口味与欲望。当它已经吃饱，它仍可容纳额外的食物；而当它空荡荡没有食物的时候，也要继续工作。它必须忍耐突然而来的杜松子酒、香烟、红辣椒，这份英勇的工作它做得非常好……虽然人们都认为胃是一个挑剔而脆弱的器官，但其实它是十分坚强的，它实际上可以忍受任何东西，只要不是全然有毒与腐蚀性的。

殷勤的消化系统可以忍受奇怪的物体，但并不是永远都能够如此，这要看它现时的状态及遗传的健康因素如何而定。迟早它都要崩溃的。到那时，身体会被疾病侵袭，因为它们的正常工作受到干扰，它的"燃料操作系统"和"运输系统"会因消化道的损伤而瓦解。当"燃料泵"——心脏受到损害，就可能发生心脏病，这是美国人的第一杀手；如果消化道过分负荷不适当食物的残骸太久，冠状动脉会硬化，由此可能造成心脏病突发；如果你呼吸的是被污染的空气，你可能会有呼吸道上的麻烦；如果你喝的水被过分氯化，你的身体可能会受到腐蚀；如果你忽视你的牙齿，你可能会营养不良，因为你不能吃维持最佳健康所需的食物。

精致的膳食并非保养之道

即使有丰富的好食物在手边，大部分的美国人还是很少选择它们。马汀·H. 费舍尔医生提出警告说："早餐麦片糊、天使蛋糕、油煎圈饼与咖啡、白面包与肉汁不能创造一个长久的国家。"当很多其他医学界人士了解美国人的饮食后，都同意此说法。人们以无生命及过分制炼和被农药污染的食物维生，他们被咖啡、茶、酒精、巧克力、甜可乐饮料等刺激物所包裹，为刺激性提神药所毒化。无论男女，其健康状况都差得让人讶异。

如此一来，他们的身体——奇妙的"DIY 修理店"不再拥有可以工作的工具，是不是不足为怪的事了？

美国人的膳食习惯并不完全是原子时代的产物。法国人康士坦丁·沃尼在一百多年前曾经观察新英格兰农民的饮食，虽然极少法国人认为异国的食物是可口的，但谁都能看出为

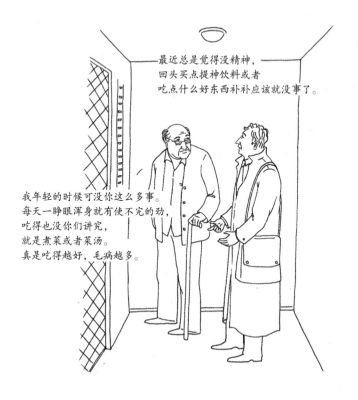

最近总是觉得没精神，
回头买点提神饮料或者
吃点什么好东西补补应该就没事了。

我年轻的时候可没你这么多事。
每天一睁眼浑身就有使不完的劲，
吃得也没你们讲究，
就是煮菜或者菜汤。
真是吃得越好，毛病越多。

何沃尼认为下列的菜单是"悲哀的"：

早餐时他们灌入1升加入少许茶叶或咖啡的热水，其实这只是有颜色的水。他们可以毫不考虑地吞下半烤的热面包、浸了奶油的吐司、高脂奶酪、咸牛肉块和火腿等，这些差不多都是不能溶解的食物。晚餐他们吃被称为布丁的熟面团及其调味汁，即使是烤牛肉他们也放一些溶化的奶油，连马铃薯和芜菁也浸在猪油、奶油或肥油中。他们称为派或布丁的甜点只不过是没有经过充分焙烤的油腻面团。

毫无疑问，以前最令人感兴趣的工业是假牙工业，一种以山胡桃木刻制的手工业，它的价值甚高，以致今天的古董收藏家出很高的价钱购买。但原始人是不必收藏假牙的，科学研究告诉我们，他们有一副坚固、可以咀嚼东西的牙齿。

人类最宝贵的财产就是身体的自我康复能力，动物也是一样。它们拥有内在的求生本能，病狗跑到外面草地咬嚼野草，受伤的猫舔舐伤口，患虱的鸟在尘土中打滚，这种原始本能称为自然疗愈力，是所有治疗技艺的根本，像生命一样古老。在亿万年前它对某些深海的单细胞生命很有用，但对现在的我们——这种简单生物的子孙——也同样有用。那么，我们为什么会忘记它呢？

第三节　疾病有多面

我们是世界上最富有，也是最不健康的国家。我们软弱、超重，虽然有氟化物却仍然有很多龋齿。我们的肠胃系统像溅污了的内燃机。我们不能入睡，但是当我们清醒时，也无法有效工作。我们有神经系统疾病、高血压，我们的心脏或头脑都不能得到它们应有的寿命。壮年患心脏病者占大多数，自杀是主要死因之一（在15～44岁的人口中占第四位）。我们患了太多的文明病。

——贺伯特·雷特纳　医学博士

生物战就是生存之战

什么是文明病？什么是疾病？它从哪里来？为什么它要

攻击人体？健康的人在哪个阶段会变为病人？如果我要帮助你了解人生中膳食的重要，我一定要问这些问题。

一般人通常对这些问题感到困惑而不能回答或者答错。

很奇怪，人们会记着比较没有用的数据，如前次棒球冠军赛的比分、中学时所念的一篇小诗、过去5年的学术奖得主等，而不大清楚自己的身体如何工作及为什么它要受疼痛、疾病与器官损坏的折磨。有没有人想到当注视萤火虫尾巴的闪光时，是在观察着比原子实验室内的人造实验还要复杂而神奇的化学过程呢？

你也许会因为知道了惯性航行或登月旅行的秘密而骄傲，但你能够指出你的肝脏的位置吗？通常是不能。这就是说你的肝脏是在默默地进行惊人而复杂的工作。但当它生病时，你才渴望知道有关它的知识。正如艾恩·史蒂文森医生所说："如果一个人健康的时候不研究自己，生病以后就非研究不可了。"

人们通常只认识身体的外表，直至得到忧愁与痛苦的信号时，他才感觉到错综复杂的身体活动，并不只是健康的代表。他的手指插进了一根刺，但很快就忘记了，不久，他就会不耐烦地检视在手指周围肿起来的发炎组织而愤怒地说："为什么要在今天我最忙碌的时候发生呢？"他并不知道他的身体为了他的生存，在永无止息地打着生物战：肿胀与发炎（发热与脓肿）是身体的最佳反应，因为它们组成了一个最完整的检疫所，发炎组织变成厚厚的阻挡物以防止敌人（病菌或毒素）向身体其他部分蔓延。

因为不能使用那根手指，他在刮脸的时候便笨拙地弄伤了脸。现在他不仅恼恨发炎手指的疼痛，还为了从脸上滴下来的血烦恼。但是他不了解发炎使手指疼痛，是为了防止它被使用，那是自然界聪明的守则——一种保护性的发明使受伤部分不能活动以便身体修复机构进行工作。他不在意脸上的血干涸，他有没有停下来想想血在体内是液体，为何在这个细小的伤口上它会变为固体？这个防止所有血液向外流的

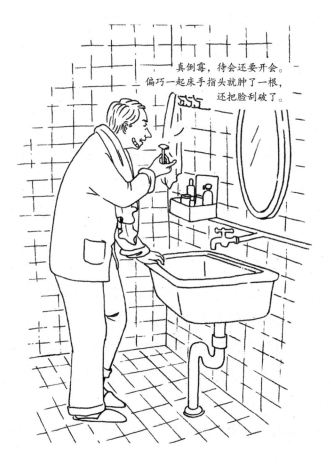

凝血作用，对他来说是不是一种奇迹呢？对研究它的科学家们来说，是的。

17世纪的物理学家罗伯特·玻意耳曾说："一个理智的灵魂住在一间如身体这么神圣的大宅邸内，而对它的精细构造完全不认识，是一种极大的侮辱。"在他的时代，他得不到多少关于他的"灵魂大宅"的"精细构造"的科学知识，但是现在对这个问题有兴趣的读者，只要翻阅任何一本对身体构造有完整介绍的书就可以了。因为篇幅所限，本书对这些题材只能约略介绍。不过，我一直谨守着柏拉图的告诫，并没有要使病人在上过10堂课以后，便可成为医生的企图。

细胞的生理异常造成生病现象

要了解疾病，我们必须先了解细胞。我们每个人的身体都由一兆以上的细胞所组成，每个细胞都是极为复杂的组织。甚至今天，我们也只是了解这些组织的极小部分。当身体有病时，体内细胞以各种不同的方法变为不正常细胞。人类的知识尚未达到能了解细胞在正常生理与病理状态上的操作情形，但我们知道疾病分两类：传染性和变性。传染性疾病是由滤过性病毒及细菌侵入体内所引起，变性疾病通常是由受干扰的器官自身制造的毒素或由食物和空气中的毒素所引起的。身体倾全力以对抗这两种疾病，希望中和这些有害的物质或将身体从不适合的环境中解放出来。

或许有人认为整个医疗史是由于历史初期的一位极易受

伤害的人，遭遇到意外、伤害、疾病及不适的威胁而开始的。人有疾病的早期证据发现于人骨，肌肉虽然已经腐坏，但骨骸仍存。检视埃及的木乃伊发现了受慢性风湿症影响的关节，以及脊柱结核等。我们同时发现比利牛斯山的山洞壁上有石器时代的壁画，画中是1.7万年前最早的医生——一个穿着兽皮，使用牡鹿角制成可怖头饰的巫医。

早期人类相信疾病是由恶魔侵入人体所引起（现在有些部落仍然相信此事），原始社会的病人因此被视为着了魔而遭驱逐。受害者必须要医生或巫师施展神力，去恫吓和驱逐魔鬼的灵魂或恶魔本身，才能恢复健康。

在古埃及较文明的时代，病人吃药时必先祷告："药啊！欢迎你！欢迎你驱走我心中及肢体里的恶魔！"甚至在柏拉图所处时代后期，他们仍坚信生病是由于"神灵发怒"。直到希腊黄金时代，人类的解放者希波克拉底出现后，才将巫术、迷信及精灵学丢进垃圾堆。他引领了医药技术。

有人说我们凡事都要感激大自然和古希腊。就医学上来说，这是对的。希腊人知道大自然是医者的先驱，希波克拉底教人如何帮助大自然工作。他知道疾病是有成因的并跟随着一定的规律，只要透过某些养生之道，这些疾病都可以被预测到并从体内排除；他也知道自然规律是不变和不能被破坏的。

当迷信巫术和无知再次支配着中世纪时，希波克拉底和其追随者的文明研究被尘封了。教会把权力从医生、巫医手中接管过来，新的信仰认为疾病是魔鬼附身所致，于是新的治疗法产生了：祈祷、驱魔、用手猛打和瞻仰圣迹。在这种情况下，患病者不是康复就是死亡。不过，还好人体有惊人的自我康复能力，人类虽然缺乏治疗或者服用有副作用的药物，他们仍然常常会康复。有人怀疑被病魔缠绕的人是怎么活下来的，其实他们都是拜身体各个防线保护而已。

17世纪时科学医学已渐露曙光，但是当时怪异的治病方法仍然很流行，就是查理二世也不能幸免。此事的见证医生萨默斯兄弟在他们合著的《医生、病人和健康保险》一书中这样写到：

从前有一位皇帝在修脸时昏倒于卧房，不省人事，御医替他作如下的救治：先从他的右手臂抽出0.5升血，然后在左肩膀抽0.2升，跟着是一服催吐剂、两服泻药及一服含有15种原料的灌肠剂。然后剃光头，在头皮处洒上发疱剂。再给予喷嚏粉用以洗脑，并用野草粉加强它的力量，同时多加催吐剂、安抚剂及多放些血。又将沥青与鸽粪混制成的膏药敷在皇帝的双脚上。为了避免有遗漏，再给以内服药：瓜子、吗啡、赤榆皮、黑樱桃汁、山谷百合花的汁液、牡丹、薰衣草、溶于醋的珍珠、龙胆根及豆蔻，最后是40滴人头盖骨的浸膏。当一切都失败后就用粪石尽最后的人事，但是病人已经去世了。

流行病和瘟疫对文明民族做周期性的蹂躏，使得千千万万的病人不断地死亡。但是当路易斯·巴斯德及其弟子在19

世纪的后 50 年里发现微细的生物进入体内而引起疾病后，医药科学又进入了一个以抑制细菌引发疾病的新领域。

在巴斯德之前，病理学家鲁道夫·菲尔绍这样定义他的细胞病理学说：每种疾病基本上都是细胞的疾病。菲尔绍认为人体就像"国家"，他的每一个细胞则是一个"国民"，因此疾病是体内"细胞国民"的战争，一场由体外敌人挑衅所引起的战争。

有时疾病是一种人体自我保护的方法

有的研究者认为疾病是人体自我保护的方法，这与自然现象不谋而合。他们说疾病绝对不仅是向黑暗的腐化和向死亡投降，它也是在为健康而战。汉斯·塞利医生在《生命的压力》一书中指出："入侵者和我们的防卫者发生冲突是疾病的先决条件。"痛虽然是不受欢迎的侵略者，但是它很有用处。生病时，大自然发出疼痛的警告信号要我们增加休息以帮助治疗，它同时也在警告我们可能已受了损伤。神经末梢和感受体将消息用电子脉冲沿着神经传导传入脑中，它的反应就是使我们感觉痛。许多刺激均可以牵动痛觉：有化学的、机械的（如肢体的扭动或加压），有温度的（如极冷或极热）或电子的。当疾病或损伤引起发炎时，便常会发生机械加压和化学刺激的混合感觉。痛常常是某些事情出了差错的警告，因此，对医生来说，它是疾病最重要症状中的一个。

晚上电话铃乍响，你因此行走在黑暗中而戳到了脚趾，

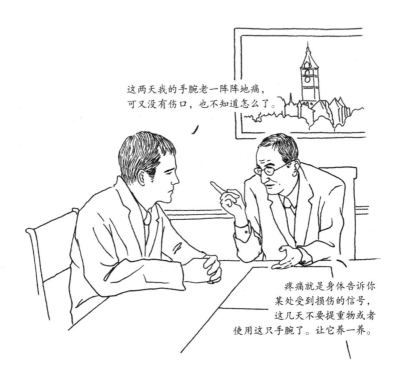

尖锐的感觉令你奇怪人为什么要受痛苦；当你看到所爱的人受癌症的折磨时，你的奇怪感觉便变为失望。可是痛楚从刺痛到患肾结石的剧痛都是身体的最佳保护方式，例如痛使断了臂的你安静下来，这样你体内的"DIY修理店"才能够开始工作。

受到袭击的身体时常在想办法恢复健康，它要脱离无休止的痛：刺痛、压痛、隐隐作痛和肠胃不舒服等，很多人接受这种恢复健康的方式是生命的正常现象。

我并不同意这是正常的。

对我而言，真正的健康比这个"恢复健康"意义更广。

要获得它便要遵守自然规律；如果你破坏它们，便会百病丛生。健康并不是与生俱来，我们只有认真遵守健康生活的明确规则才能得到及保持它，不过我们每天都可能疏忽了这些规则。

其他国家的医生们批评美国人吃药、开刀和疫苗接种均比任何国家的人多，但是美国人比其他人更担心自己的健康状况。在这个物质文明发达的社会里，我们以为健康是一些来自胶囊的东西，这些胶囊在药店有售，我们因此相信任何人只要能够付得起药费便可以获得健康，而不知道健康是我们要遵守自然规律才能获得的一种状态。

医生很少目睹但是都知道"容光焕发"这个词的真正意思。不过，他们对生病的真正原因未达成一致，医生们为这个题目争辩了很长时间，他们好像士兵一样，各自对垒，激烈地争论疾病是由 X 或 Y 或 Z 所引起的。

第二章　健康从哪里来

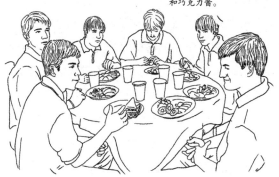

我还要去拿点甜面包圈
和巧克力酱。

还吃呢。这些富含糖和淀粉的食物
会在你的肠内发酵形成乙醇。
难道你想在自己肚子里完成酿酒过程？

我反复向病人解释："你的痛苦、悲哀和疾病都是由你自己的错误膳食和药物乱用所引起的，你受苦是因为你体内充满了有毒的废物。这些不良选择下的食物充满人造香料、防腐剂、合成品和过分制炼的成品，它含有太多的刺激物，太少蔬菜和水果的天然维生素。即使你选择的是完整、天然的食物，它们也许曾经过不适当的处理，例如煮得太过分，或在油中煮过然后加入有害的调味品。正常消化的化学反应不单是被这些有毒的废物扰乱，同时也被某些有害的药物、不健康的生活习惯（包括没有运动）等破坏了。于是含剧毒的物质——毒素——就滞留血中，损坏过滤器官和排泄器官，包括肾、肝、肠和皮肤等。"

第一节　健康之家的基石

只有明了人体的智慧，我们才可以征服疾病和痛苦，并解除人类的负担。

——威廉·哈维　医学博士

适当的膳食可以助人保持健康

在上一章，我脱离一大群困惑的医学界人士在那儿顽固地辩论着的一个问题：是什么引起疾病？

对疾病，我也有自己的理论和调理方法。

但是请勿误会，这并不只是我个人的理论或我个人的方法，它们经过数世纪的选择，已经去芜存菁。但是有些世代相传的治疗术在"神药"横行的今日被莫名其妙地遗忘了。要说我做了些什么，那就是我把它们集中起来，挥去尘土，然后判断它们能否在今日派上用场。不负所望，它们不但有用，而且效果卓越。

大自然把人打造成一个完美的机器，但是被无知、恐惧和贪婪弄坏了。虽然要拥有健康是很简单的事，然而健康的人少得可怜。为什么？

这是因为我们不让大自然吐露它的故事。当你逐渐相信你的最佳保健品是食物而不是人造的药物时，我希望你能洞悉这些大自然的秘密。

此书告诉你哪些食物是有害及哪些是有益的，并且告诉你身体在健康和生病时有什么反应（这是非常重要的）。我希望你在了解化学和食物治疗后，会像我一样相信疾病是起于不适当的膳食；并且相信适当的食物能够帮助病人恢复健康，而不需要用药或那些值得怀疑的手术。

让我举些易懂的例子吧！西葫芦属葫芦科，是一种无刺激性的蔬菜，含有特别丰富的钠。而钠是所有人体内碱性元素中最重要的一种，所以西葫芦是对健康有益的蔬菜。钠是用以维持人体酸平衡的必需元素，而肝是它的贮藏室。没有酸碱平衡，绝对不能保持健康。简单而无刺激性的西葫芦可用作食物与医药，它是钠被掏空的肝脏的最佳补充物。

虽然西葫芦很有药用价值，它也不是万能药。一个胃溃疡出血的病人就算进食西葫芦或豆角汤，对他那失去了保护又敏感的胃壁来说，也是太具腐蚀性、太刺激和太富碱性了。对这种病人，我开给他普通的小酵母饼作为膳食，而不是当做医药。当用上等的蔬菜汤去覆盖出血的胃溃疡仍太富腐蚀性时，那么用奶或水稀释的酵母是最好不过的了。它含有丰富的蔬菜维生素，有适当的酸碱度，并且对肠胃很温和。我曾经给溃疡的病人开过一天 22 个酵母饼的膳食，三四天后胃溃疡停止出血，他的病情得到了缓解。

你会在本书中发现很多这类修复身体的食物，因为我们的目的是用简单而经济的方法使你保持健康。不过我一定要警告你，在这里你将找不到任何传说中可以使深居于偏僻地方的农民享高寿的"仙丹"。我把它留给那些追求健康时尚的人、出售维生素和食品补充剂的小贩及医药推销员，让他们去迎合那些永远在追寻"万灵药"的病人的所好。

我的预防方法是针对健康而不是疾病，我用的是被遗忘已久的医学真理的成果，辅以最新的实验室技巧。当其他的医学界人士已然接受生病、生理衰老和变性疾病为中年后的自然现象时，我认为它们是不正常的生活习惯、高能量饮食和刺激性药物造成的后果。我从来不会告诉病人怎样与关节炎、哮喘、溃疡或偏头痛共同生活，但我会告诉他怎样保持健康。行医半个世纪，我都是在为一个目标工作——替人缓解疾病并使他远离我的诊所。但是对无休止的药丸和药水、注射及手术等已然失望的病人，川流不息地来找我，当他们懂得与自然合作而不与之斗争时，我和他们高兴地分开。

当巴斯德的细菌理论当道

假如我问你谁是历史上最有贡献的人，毋庸置疑，你的名单上会有法国化学家巴斯德的名字，因为他是第一位提出疾病是由细菌、微生物传染而来的人。但如果我告诉你我反对巴斯德的细菌理论，你会怎样？对大部分人来说，要反对"科学王国里最完美的人"巴斯德，有如说母亲是邪恶的一样令他们难以接受。不过，我个人及在我之前的许多研究指出疾病的细菌理论并不能解释全部的情况，而且巴氏灭菌法会大大破坏牛奶的营养价值。可是你在小时候便受过只有细菌会引起疾病的教育，所以要改变这个观念并不容易，同时毫无疑问地，你一定曾被警告不要喝未经杀菌的奶。

早在1883年，美国公共卫生权威约翰·毕林士就曾说过："要谨记……只是将细菌引入生物体内并不保证它们会繁殖或产生疾病，倒是生物体本身的情况影响很大……巴斯德宣称决定传染病的唯一因素是细菌的多寡，他显然是作了一个轻率的立论。"

虽然有相反的证据，很多医生仍然坚守着疾病的细菌理论和以药抗菌的必要性。他们指出天花、白喉、伤寒和肺炎

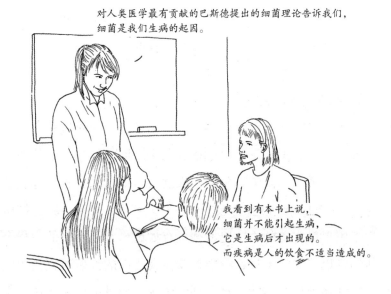

对人类医学最有贡献的巴斯德提出的细菌理论告诉我们，细菌是我们生病的起因。

我看到有本书上说，细菌并不能引起生病，它是生病后才出现的。而疾病是人的饮食不适当造成的。

均被征服了，这是不容置辩的事实，但是重要的慢性疾病如癌症、心脏病、糖尿病、动脉硬化、肾病和肝炎等增加了8倍。科学医学虽然可用新药、抗生素和免疫接种抑制可置人于死地的传染病，但是仍然不能减低另一组同样可怕的疾病的杀伤力。

　　我并不像很多医学人士一样盲从巴斯德，我问自己：人体组织是否只有在被细菌或滤过性病毒侵入时才会受到损伤？疾病能否有别的来源？是否应该考虑人的体质和环境？难道还未到我们将生病和治疗的观念超越巴斯德的细菌感染理论的时候吗？细菌会不会是疾病的同伴？为什么它存在于所有人类体内，但是只在有功能障碍的病人体内繁殖？

　　为了要找寻这些问题的答案，我离开巴斯德和他的微生物领域而另辟途径。我发现我并不是一个孤单的"游客"。在此我不花时间去详谈我对人体化学的辛劳研究，我只是要告诉你，我的结论是细菌并不引起身体的病态，它是在人生病后才出现的。在做实验时，我发觉我不由自主地被拉回希波克拉底身边，他相信疾病是处理环境不当所引起。因为主要的环境是以个人的食物为核心的化学环境，所以在生病时去怀疑膳食和人造食物的不适当是最自然不过了。

　　正如我先前所说的，医学还处在"黑暗时期"，而其中一个"黑暗地区"是饮食学。这是我的很多同事最漠不关心也最不懂的一门科学。在这方面希波克拉底是最开明的医生，他知道病人由大自然主治而医生在旁帮助，他相信病体需要休息一段时期，这并不只是物理休息，他认为更为重要的是"化学休息"。只有停止供应食物，使体内器官得以排除积聚的废物并能够清洁自己，才可以达到化学休息的目的。

有"英国希波克拉底"美名的史登汉行医毕生，他以一句简单的句子为疾病定义："疾病只是身体某部分要摆脱能引起病情的东西的尝试。"

史登汉是17世纪的人，但是这些话在今日仍然正确如昔。荷兰医生波尔哈夫循着史登汉的轨迹，他说："在大自然的帮助下，中和并排除引起疾病的物体后可以治愈疾病。"在巴斯德之前，德国医学家菲尔绍在他首创的细胞病理学中，主张人细胞的健康决定于它们的化学变化，而这化学变化由个人所食用的食物种类而定。他说："如果我能够再活一次，我会致力证明细菌是在找寻它们的天然栖息所——病组织，而不是作为病组织的起因。例如：蚊子寻找静止的水，但是没有使池水静止。"可惜菲尔绍的理论不获赞同，因为人绝不会乐意改变他的饮食习惯。消化和吸收的构造是遗传的，而个别的饮食习惯是学习得来的，因此，显而易见地，要他们破坏习惯是困难的。

而当巴斯德带着他令人叹为观止的细菌理论出现后，市民及医生们都如释重负地抛开菲尔绍的教诲。他们大声疾呼："人类保持他的不良生活习惯还会产生什么问题吗？"没有了，从今以后他可以清醒地保持他的不良生活习惯，因为他有够刺激的事情可做了——他要与细菌战争，它们才是真正的魔鬼！

疾病源自毒素

我的治疗系统并不戏剧化，只是应用常识和现代的科学研究。但是大部分美国人都是动作派，生病时，他们"喜欢"自己做些如吞服药丸等的事情，也"喜欢"别人为他们做些如开刀等的事。如果嘱咐他们休息，戒食刺激性食物或药物，而让身体自然康复，他们会疑惧起来，然后另寻会替他们"做些什么"的医生。于是大部分的现代医学将希波克拉底简单而平淡的治病方法——养生之道抛开，此养生之道只需要适当的食物、休息和新鲜空气。

不过，仍然有少数人留心倾听两千多年前伟大的医学教师在科西嘉岛上对医学生所讲的话。他说疾病不单是受苦，同时也是辛苦工作，这就是说身体是在紧急地想扳回原来的健康状态。"自然治疗力"是大自然从人体内部治愈疾病的能力。假如需要对付比养生之道更严重的敌人时，希波克拉底就用第二道防线——医药。如果认为必要，才采用第三道防线——手术。今日，美国大部分医生在病人的坚持下弄反了希波克拉底的程序，而外科医生也成为"医学剧场的明星"（不过我要严正声明，如果是必要的，我不反对手术）。

■ 建筑健康之屋的第一块基石——排除毒素

对病人来说，有关"疾病是由体内的毒血症造成"的理论不大中听，倒是巴斯德认为"疾病是由体外的生物引起"的论调较易被接受。因为这样病人可以自认为是一个残忍敌人的俘虏而哀鸣："为什么这些要发生在我身上呢？"

我反复向病人解释："你的痛苦、悲哀和疾病都是由你自己的膳食错误和药物乱用所引起，你受苦是因为你体内充满了有毒的废物。这些不良选择下的食物充满人造香料、防腐剂、合成品和过分制炼的成品，它含有太多的刺激物、太少的蔬菜和水果中包含的天然维生素。即使你选择的是完整、天然的食物，它们也许曾经过不适当的处理，例如煮得太过分，或在油中煮过然后被盖以有害的调味品。正常的消化反应不单是被这些有毒的废物扰乱，同时也被某些有害的药物、不健康的生活习惯（包括没有运动）等破坏了。于是含剧毒的物质——某些毒素——就滞留血中，损坏过滤器官和排泄器官，包括肾、肝、肠和皮肤等。"

这些毒素都是恶徒，是患病的真正原因；如果身体要恢复健康，就一定要铲除它们。

据我们所知，疾病是身体某部分在尝试摆脱引起疾病物质的努力，这就是用以建筑你的健康之屋的第一块基石。

身体燃烧这些废物的"可怕的努力"，引起发热，因为被用以作为紧急替代性排泄途径的器官变化（通常是破坏性的）造成了病理，或是疾病的过程和情形。

■ 第二块基石——紧急替代性排除

也许"紧急替代性排除"对你是陌生的，那么让我来解释一下吧！因为它是我用以与疾病战斗的另一块基石，我将在后面数章中多谈一些。

肝和肾是重要的排泄器官，肝的自然排泄途径是通过肠，而肾则是透过膀胱和尿道。

不过当肝闭塞时，它不能推展它的排泄功能，废物（毒素）就被丢入血流中；同样的，当肾脏发炎时，毒素也是被抑留在血液中。而有毒的血是一定要排除它的毒素的，要不然人就会死亡。于是人体就采用排泄或替代性的途径，肺因此就担负起排泄一些应由肾排出的废物的工作，皮肤也取代了肝的岗位。肺当然不可能扮演很好的肾，于是由这个替代途径排泄毒物所引的刺激使我们可能患上支气管炎、肺炎或肺结核病，至于患哪种病就要由被排除的毒素的个别化学性质所决定。所以我敢说肺是被强迫作肾的替身，为肾做替代性的工作。同样的，假如胆汁的毒物由皮肤排出，我们的皮肤就会受到各种刺激，造成很多皮肤病（如通过黏膜排出的会形成各种黏膜炎，在皮肤表面则形成疖、疔和粉刺等），所以皮肤是在做肝的替身，在皮肤上也产生了替代性的排泄。

根据这种想法，病名就是按照该器官被用作排泄的紧急通路后，所发生的肉眼和显微镜所能观察到的变化的描述而定。细胞被有毒的废物破坏后，便很容易被细菌乘虚而入；细菌入侵后就像清道夫一样吞噬衰弱、受伤和死亡的细胞。

那么我们所明白的疾病便是一个不寻常的清除过程。为了方便身体排除毒物和恢复病人的健康，我发现有时需要绝食数日甚至更久，或者戒食那些造成病人毒血症的食物。

■ 第三块基石——正常的内分泌腺

为了找寻排泄血毒的方法，我把注意力转移到体内的内分泌腺。最引起我兴趣的有肝、甲状腺、肾上腺和脑下垂体，它们都成为我的研究对象。循着最初的路去做一段长时期的内分泌腺和肝功能的研究后（在美国和欧洲），我得知了如何利用内分泌腺帮助排除毒害病人系统的血毒的方法。内分泌腺曾经是医学界的流行题目，最近莫名其妙地被忽略了。大概是有段时期医生把各种分量的干燥甲状腺片给超重的病人，结果证明它对减轻体重无效时，他们就对所有的内分泌腺失去兴趣了。

内分泌系统的研究引导我进入另一个很重要的研究范围：即各种食物和非食物的无机物质（如盐等）对人体系统的刺激效果。由某些食物造成的这种刺激效果与内泌腺有直接关系，我将会讨论它。但先让我问你一个问题：有多少人能够不喝杯浓咖啡就开始一天的生活呢？而这些咖啡不是食物。又有多少人是越来越依赖在休息时间喝咖啡来度过早上呢？无可讳言，你"享受"它因为它有刺激价值。

当你年轻、活动力高时，你由尿液中排除有毒的酸性物质，但是后来你的肾慢慢随着年龄的增长而退化，那些咖啡酸就涓滴地积聚于排泄系统中，你将因此感觉疲倦、头痛和沮丧，于是你喝更多的咖啡来过日子。有时你感觉很好，可以向全世界挑战，因为你是在鞭策着你的内分泌腺（通常都是肾上腺）而产生兴奋的幻觉。你很健壮的感觉是一张隐蔽事实的面具，你能够继续驱策你的内分泌腺多久呢？只有到它们不可避免地崩溃为止。

因为我见过太多被刺激物鞭策的内分泌系统，我就是从自己被盐而不是咖啡所伤害的系统着手做彻底的研究。对我的大部分病人来说，我对刺激物和体内毒素的理论太富革命性了，他们需要有详细的解释才能接受。他们能够接受这个解释，希望你也可以。

内分泌腺排毒的新观念

毒血症是不适当食物造成的，体内器官被迫变成处理这些毒物的替代性排除的紧急机构，内分泌腺也被征入帮忙排毒的工作队伍。为了要从这个观点研究疾病，我们一定要考虑病人所吃的食物，他的肝、肾、内分泌腺和他所处的社会环境。

今天我们所吃的食物很多已经不是纯天然的，正如今日的人类远离原始森林一样。但是人们仍然拥有和远古祖先一样的消化系统和肝。如果他吃天然食物，他的肝可以保持工作效率；假如他以浓咖啡带着烤面包、热狗、红番椒及油煎圈饼冲入胃中，他的肝就受到迫害而不能好好工作。肝崩溃的时间要看它出世时有多好，不过它一定会崩溃的。当它不能过滤和中和血中的毒素时，另一道额外防线就一定要派上用场，这道防线由内分泌系统负责，它们试着引导这些毒素进入其他排泄器官。执行这件事最得力的是藏于脑底的脑

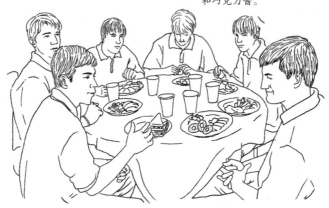

我还要去拿点甜面包圈
和巧克力酱。

还吃呢。这些富含糖和淀粉的食物
会在你的肠内发酵形成乙醇。
难道你想在自己肚子里完成酿酒过程?

下垂体，位于颈部中央的甲状腺和像帽子般盖于肾脏上方的肾上腺。

■脑下垂体

内分泌腺被迫机能亢进而制造更多分泌物，但是因为腺体的分泌物与进入腺体的血液量有一定的关系，所以这些额外的血液供应使得腺体胀大以致常常带来悲惨的后果。

例如包于头颅底部骨杯内的脑下垂体，就没有多少地方可供它肿大，假如这个容器先天性细小或因在早期犯了软骨症而变形肿胀，就会对腺体造成压力。这个压力可以引起可怕的病症，如偏头痛、癫痫、肢端肥大症和失明等不同的病态。

我的档案中有很多偏头痛和癫痫的病例，他们的痛苦已被制止，身体也逐渐恢复健康了。我的做法只是卸去肝脏因为额外膳食所被加予的重担，使之能够清洁血流，从而恢复脑下垂体、甲状腺和肾上腺的平衡而已。

大部分偏头痛病人的病历告诉我，他们自孩童时代便都有周期性的半边头灼痛，但他们在三四十甚至五十岁时才来找我。我发现没有牵涉药物在内的偏头痛差不多都是酒精类引起的，这无疑会使偏头痛患者吓一跳。不过我要立刻加上一句，这些酒精不是在进餐前喝太多马天尼而来，而是由病人自己的胃中制造出来的。病人饮食中的糖和淀粉发酵形成乙醇，这些乙醇比所喝的酒精害处更大。饮威士忌的人并没有把在造酒过程中生成的杂醇油和其他有机醇吞下去，他只是饮乙醇而已；但是肠内制造出来的醇含有酸麦芽和其他对身体有毒的产品。

在调理患有偏头痛的病人身体时，我发现如果我去掉糖和淀粉而增加一些帮助排除过量毒物的天然解毒药在膳食中，他们很少会出现第二次头痛。

我曾用洗掉潜伏在体内血毒的方法，抑制了肢端肥大症或巨人症，不过这只对年轻人才有效。压力盲也可以经由食物造成的毒血症或有毒药物造成的脑下垂体肿大而形成。有很多例子是因青霉素过度刺激脑下垂体而造成视觉损坏。

■甲状腺

我们可以在疾病中证实有脑下垂体过分分泌的现象，甲状腺的相关现象也同样可以被证实。这个位于颈的基部的腺体控制身体 3 种皮层的所有功能。这 3 个皮层是：外皮层，真皮；内皮层，黏膜；中皮层，浆膜。浆膜包覆着胸膜腔、心包腔、腺膜腔、颅腔及关节。

外皮的正常功用是呼气、排汗和进行一些有毒的含盐物质的排除，并以特殊的油脂腺来润滑皮肤和毛发。在替代排泄时从外皮排出来的气体、酸性汗及有毒的油和脂肪造成的病，足以填满一大本皮肤病教科书：慢性湿疹、鱼鳞癣、牛皮癣是最普通的例子。皮肤病其实是受毒素刺激的象征，它对直接中和及排除入侵的毒物的局部治疗的反应皆良好。

内皮或黏膜在正常时，会分泌透明的黏液以保持膜的湿润，同时在鞭毛细胞的帮助下，它可以推动刺激物和外来体到可以被排除的一隅。但是在不得已的情况下，甲状腺可能会强迫毒素从黏膜细胞渗出。

如果涉及内皮的表层细胞，而仅有水状的分泌时，我们就会患感冒或黏膜炎，它的特点是有浆液性渗出物。当更深层细胞被感染时，分泌液便变为脓性黏液（有黏液和脓）、脓性（纯脓）或带血脓性（血和脓）。代表疾病很多，有鼻窦炎、支气管炎、胃炎、肠炎、阑尾炎、扁桃体炎、乳腺炎、子宫颈炎、肾盂肾炎和其他任何黏膜或浆膜的发炎。

中皮层所做的替代性排除会带来关节炎、神经炎、腹膜炎、心包炎、脑炎、脑膜炎、黏液囊炎和虹膜炎等疾病。这些疾病均是因强迫排除毒素而起的炎症，我发现唯一可以调理或减轻它们的方法是以饮食来中和毒素，帮助充血的肝得到休息，使之不再受不适当的食物干扰，并引导毒物由大自然所选定的天然通路如肾、肝、肺、皮肤和肠等排泄。

■肾上腺

肾上腺被认为是应急的腺体，早期我们相信肾上腺只有在人遇到危难的情况，要凭借"抵抗或逃走"来解决时才倾泻它的分泌物。后来才知道它对生命很重要，肾上腺分泌物是氧化作用的媒介，它离开血液超过4秒钟，人便不能活。氰化物中毒带来的暴毙便是明证，因为氰化物使体内所有氧化作用中止。

氧化作用是生命之火，因而这些肾上腺分泌物真是太重要了，所以人体有额外的仓库来制造和储藏它，如脑和大神经节、后脑下垂体、性腺和肾的某些区域。这解释了为什么有些动物或人在切除肾上腺后仍能活命。

肾过滤毒素的化学过程是依靠氧化作用来维持，肾上腺位于肾和腹腔丛的大神经节附近，这暗示了肾的最重要功能之一是受制于氧化作用。在肾上腺压迫下，肾可能被迫加入替代性排泄，甚至会损毁自己并提升血压直至心脏病发作或其他循环系统受损伤为止。

肾上腺的另一功用是调节肌肉张力，包括骨骼肌和肠肌。有好的肠肌张力，肠才可以完全、不费力并有秩序地工作。肾上腺类型的人（也就是说，被他的肾上腺支配的人），只要他的肝功能保持正常，便很少会有便秘。当这种人因消化不良而中毒时，他的肠排泄很快而且完整，甚至会腹泻。所以我相信肾上腺过分活动会造成腹泻、各种肾病、癌症和很多其他的病，包括肥胖症等。这些状态用治疗脑下垂体和甲状腺失调的方法治疗同样有效，除非这些组织已经损毁不堪了。

拓展传统医学之不足

虽然我的医学理论是基于我自己的观察和结论，而这些都可以经得起时间考验，但是我会毫不犹豫地采用今日医学的最新发展。我渴望能替病人带来解除痛苦的新希望，所以我利用化学和细菌学的科学，帮我澄清一些关于有毒废物如何影响身体系统的困惑问题。我曾说过我花了很多时间在实验室深入地摸索内分泌学这门科学，以了解能否用它来提供一些可供排除身体血毒的途径。对我来说，新旧方法并用并不是奇怪的事，因为我相信我们可以从被遗忘的历史性医学经验和今日科学的探讨中学到很多。

虽然我治疗方法的基石源自希波克拉底时代，但是我从17世纪的两位伟大医生——史登汉和波尔哈夫那儿也学到不少。我发现其他欧洲和美国医学界领袖们不但没有忽视以前的医学，他们还在巴斯德的独断论深得民心时大声维护毒血症的理论。生活在第一次世界大战前的蒂尔登医生便是这样，他是丹佛一个卫生机构的创始人，也是《毒血症揭秘》一书的作者，他的工具是斋戒、合理膳食和合理的生活。在他的年代，生化学还在襁褓时期，因此经验就是他的最有力证明。虽然他行医遍及全国，但他一直与传统并肩作战。正如奥斯

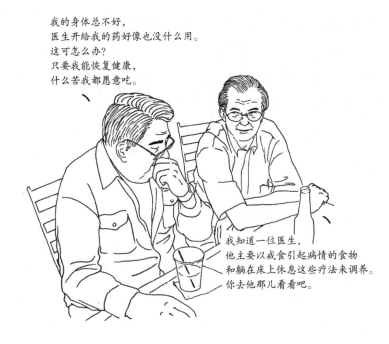

勒所说："传统是服从者的铁轭。"

　　后来乔治·韦格医生将"维护毒血症在疾病所扮演的角色"的棒子接了过来。他是约翰·霍普金斯医学院的毕业生，也是蒂尔登的学生，他做过加州雷兰一所很成功的卫生学校的校长，写过《疾病的诞生和控制》一书。最近我很荣幸能分享这两位伟人的光荣，因为我的名字在哥伦比亚大学金水纪念医院的营养学会内与他俩并列在一起——"蒂尔登—韦格—比勒营养医学"。

　　我只不过在这些先驱们所奠下的基石上多加几片砖而已：我用化学和内分泌学的新发现来澄清很多以前不能解释的问

题。我想我应该提一提像谜样的胆固醇与动脉疾病的关系。很早以前我就注意到胆固醇这个问题了，那时它还未变得家喻户晓。从原有的研究中我找出哪些食物能供应造成胆固醇的化学原料，也确定了胆固醇的最重要功用是什么。最可贵的是我发现哪些食物可以造成化学上的纯正天然胆固醇，和哪些会造成非天然而有病态的胆固醇。后者在体内不耐久，因为它给动脉造成太多的损坏。血管内如果没有天然胆固醇，就好像一栋建筑物用混合不当的混凝土建造一样，会腐蚀或崩塌。

传统医学走的是特定的路线，而我曾经摸索人迹罕至的小径，尤其是人体化学这个区域。虽然有些保守的医生怀疑甚或敌视我的理论，我从不畏缩。因为我的理论有活生生的证据，那些病人找我的时候是患病和失望的，离开时身心健康都得到一定的恢复。我承认我的治疗并不像抛药丸进口中那么容易和舒适，在以稀果汁和菜汤节食时还要整日躺在床上休息，这样的生活就算仅持续数天也不会好受，然后还要严格地戒食含淀粉或蛋白质或脂肪或盐的膳食（因病情而异），这更难以引起别人的兴趣了——但是这总比成为偏头痛、消化不良或哮喘等的俘虏，而拼着自我折磨的病躯挨时日好得多吧！

我不在乎被称为反叛者甚或更坏的称呼，因为这本书的大部分内容都是创新的，不受任何医学思想的束缚。在医学史上，很多发展都是在那些故步自封的人的强烈反对下成功的。瓦特·巴基荷告诉我们："为接受新思想而带来的痛苦是人性最大的痛苦……不过，你最喜爱的观念也许是错的，你最笃守的信念也许是立足不稳的。"

不论如何，总有一小撮医生是愿意接受新思想的，而且人数会渐渐增加。医学院教他们只可以用细菌的观念来考虑疾病，现在他们发现身体功能异常能导致病态的铁证后，就会重新修正他们的思想。为了不因循旧习，他们将要远离疾病的细菌理论，他们确实觉得这新的道路是相当孤寂和不受欢迎的，但是这就是我多年的研究和经验迫使我追随的路。

我还是要小心地加上一句：因为你在这里得到的都是新的和革命性的见解，同时，你的医生可能在开药时从不与你讨论毒血症问题，所以你也许会怀疑我所提出的"错误的食物能引起疾病和适当的食物能维持健康"的大前提的正确性。不过我可以保证：当你脱离药物催眠后，你已在健康的阶梯上踏出重要的一步。很多药可以在刚开始时振奋你的精神，但不久，刺激的增加只会掏空你疲乏的身体。

医学史上对疾病的争论，每一样都有它热诚的拥护者。我的敌对者坚信食物没有为疾病铺路，认为除了毒物外，身体对任何东西均能尽情利用。他们宣称毒血症、肠内腐化、自动解毒等理论是"追求时尚"，而不愿意真诚地接受它。

人造环境的危机

隆根·克连登宁医生在其所著的《人体》一书中提出："通

常你想吃的对你都有好处，普尔·理查德有一句格言：'你喜欢吃的，就是营养的。'直觉是最聪明的医生，胃口是一个高度灵敏的仪器，也是一个安全罗盘。它使我们大部分人保持应有的重量和力量。"

然而统计数据显示半数美国人都是超重的，当人被世界最大的食物供应站围绕时，他的胃还会是灵敏的仪器吗？一般的美国人通常对"享受正常的健康"没有观念，他怎么会有呢？他们从来不知道这事：就像是疾病有不同的程度一般，健康也有不同的水平。

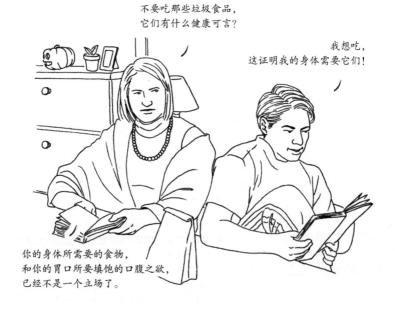

不要吃那些垃圾食品，它们有什么健康可言？

我想吃，这证明我的身体需要它们！

你的身体所需要的食物，和你的胃口所要填饱的口腹之欲，已经不是一个立场了。

路易斯·赫伯在《人造环境》一书中提出警告：

我们是以健康换取生存。现在已不再用精力旺盛、身体健康的生活来衡量人的生物成就，而改用他在这个变形的环境中生存的能力来衡量了。今天，恶劣的生存环境往往会引起生病和身体健康的迅速恶化，我们要准备接受年轻的人常有的头痛、消化系统毛病、精神紧张、失眠、长期"香烟咳嗽"、满口龋齿和每年冬天必有的呼吸痛楚等事实。我们预料他刚到中年便有一个肥胖得像水桶的身体；他要是没跑几码路便喘不过气来或者没走几里便疲惫不堪，我们也不会觉得有什么奇怪的。

根据美国慢性疾病委员会的报告："1950年大约有2800万名美国人患有……慢性疾病。没有理由可以显示这个数目会下降。"其他统计指出1950年后患有慢性疾病的人有可能比人口增加的数目来得更快。医学对这个可怕的数目知道得很清楚。对各种病人的情况做过多年的研究后，我相信错误的生活习惯、依赖药物、错误的膳食和可怜的环境弄垮了身体的过滤器时，身体就自然产生毒血症而造成所谓的疾病。因此疾病的基本成因就是毒血症，疾病的名称是形容毒血症所造成的损坏。这个信念复古了，它反对使用强力而危险的药物或通过冒险的开刀来克服疾病。我与你讨论的毒血症治疗法很简单，不戏剧化，也不能在一夜之间见效，但是假如病人能与大自然和他的医生合作，疾病就一定会得到很好的治疗，进而病人可以恢复健康。

今天的医学会用一个较为详细的化学方法来检查疾病，而且这个方法建立在一个比魔鬼、恐惧甚或细菌更合理的基础上。我们是在逐渐返回诗人米尔顿所说的："不要控告自然，她已尽了责，要控告就控告你自己吧！"

接下来让我们研究我们无可比拟的身体是如何抵抗疾病攻击的！

第二节　消化：抗病的第一道防线

可口的东西在消化时是酸的。

——莎士比亚：《理查德二世》

在洛杉矶的一个自助餐厅里，有一位圆而胖的人将玉米奶油汤、2个白面包卷、4小团奶油和1块通心粉有次序地放在他的餐盘内，然后他的目光停留在翠绿沙拉上，但最后毅然选择了苹果派、冰淇淋、咖啡、糖和奶油。他的后面有一位瘦长机灵的人则选择1碗菜汤、烤牛排、豆角、一大盘青菜沙拉而不加调味品、1杯脱脂奶和烤苹果。

由此我们可以判断人是肉食的也是草食的，同时是杂食的。人的身体是一部化学机器，可以接受所有喂养他的食物。有些食物被他用呕吐和腹泻的方式抛弃了，有些则被他贮藏于脂肪储蓄池中，有些经过辛劳和奇妙复杂的生化处理后，被用作无数细小的细胞熔炉的燃料。如果刚喂下的食物放出的能量不够高时，身体便会坚持要吃更多，于是冰箱就可能被搜掠一空了。假如身体需要更多的食物而它的主人在暴风雨的荒山中迷路了，只有融雪可吃，饿坏了的身体也毫无怨言地运用堆积的脂肪；当脂肪用尽时，就以自己的组织作燃料；当能够挪出的每一点都用完了，那机器就停止运转，接着便是死亡。假如这"内燃机"加了太多次错误的燃料，就会引起疾病和损坏。

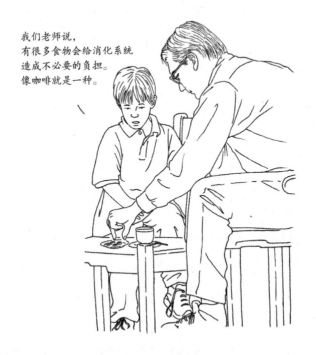

我们老师说，
有很多食物会给消化系统
造成不必要的负担。
像咖啡就是一种。

消化的过程

消化系统事实上是一个化学精炼厂，它用自己的燃料，利用供应给它的蛋白质、脂肪、碳水化合物（淀粉和糖）、维生素和矿物质等输出能量。整个消化过程在消化道内进行。成人的消化道含有一条长约9米的空管，开口于嘴，结束于肛门。食物在嘴里被咀嚼后就为唾液所作用，而废物则通过肛门被排出体外。这条连贯的管状运输带，沿途有很多站可供微生物化学师将食物分解、稀释和溶解，且增添或减少一些化学品以使食物为身体所利用。

美国人所吃的食物，有些是天然和有用的，其他元素则是无用或完全有害的。很多例子指出强壮和有弹性的消化系统不单要承受现代生活的压力，还要应付令人吃不消的食物：酒精、咖啡因、尼古丁及各种特效药。这些特效药名目多如潮涌，专为真的或想象的消化不良或便秘而设计。

■酶的参与

食物在口中遇上第一个消化酶——一种高度分化的蛋白质分子，其作用是当媒介物以帮助身体加速工作过程（代谢作用是各种过程的总和，它依赖各种酶将身体的燃料转变为能量，所以酶是生命的钥匙。假如它们的反应被干扰，细胞机器会熄火不动而疾病则随之而来）。胃的分泌物、胰的酶、肝和衬着小肠的腺体全都对经过的食物发生作用。

在口和胃中，所有要接受酶、发酵剂和其他还原性媒介物作用的食物，在一张如数平方米大的地毡上分散。这个区域是小肠的衬里，约 8 米长，铺了数百万叶状绒毛，自小肠的黏膜里突出来，像小指头般不停地前后摆动，就像是唱片的纹槽一样，这往往比 1.6 公里还要长。就这样数百万计的绒毛扩大了小肠的吸收面。天然糖（如葡萄糖）、人造糖、天然及非天然矿物质、脂肪酸和氨基酸（蛋白质）都在这片"地毡"上分散着。

当咽下的食物在小肠发酵或腐化而使化学作用反常时，它的生成品一定会刺激引起排泄脆弱的肠道细胞。肠要是不尝试尽快摆脱这些刺激物而造成腹泻，就会让小肠痉挛，以使刺激物不能再向前推进，因而形成便秘或肠道阻滞。

因此小肠和它丰富的衬里可以被列为人体的第一道防线，它的衬里含有极端精巧与灵敏的细胞，用以抵抗非天然或有害的食物的吸收。经常吸收有害的元素，总有一天会发炎并破坏这些纤细的衬里，那时绒毛内的血液便会因为装载过多的毒物，而不得不让毒物进入血流。

■吸收

当消化了的食物散布于肠的"绒毛毡"上等待被吸收时，食物的量和食物的质就成为两个亟须注意的问题。

食物吃得太多（例如本章开始时那个胖子所选的）就会吸收太多（美国人的平均膳食中有 40% 是肥腻又难消化的食物），因为绒毛没有调节机制来指示它应吸收多少，结果，那人不是太胖就是生病。他的病可能是急性的，或者是慢性的，这要看内分泌腺而定。古罗马人已经知道饮食过度的危险，他们嗜好享受，但是体验到如果要保持健康或要继续他们醇酒美人的生活，就需要忍痛舍弃在豪华酒宴中的大部分享受。于是他们在这种场合就雇用女侍托着容器来接盛他们呕吐的秽物。也许他们很重视希波克拉底的警句："太胖的比太瘦的先死。"

至于食物的质，很久以前我们已经知道"单一饮食"（也就是说每次只吃1种食物）对消化大有帮助，尤其是对衰弱或生病的人。现在虽然混合各种食物于一餐里的方式仍然为医生们所争辩，但是在历史上，施行单一膳食的效果总是良好的。希波克拉底只调配生奶给肺病患者。许多现代医生都遵守前辈们如詹姆斯·索尔兹伯里医生的理论，他推荐只用肉食就可以解除很多疾病。威廉·博蒙特医生是一位陆军外科医生，从1822年就开始做胃消化实验，他的实验对象是一个名叫马丁的猎人，此人的胃壁被子弹洞穿了。博蒙特从那洞里观察到今日称为"很平衡的餐食"吃下胃里后，使胃痛苦的情形。他的书现在虽然难找，但仍然是研究消化学的巨著。

一天有3次或更多次的"平衡"或劣选的食物进入消化道，除非绒毛发炎得很严重，否则当食物颗粒经过时，它会不由自主地吸收它们。蛋白质、碳水化合物、脂肪和矿物质由此进入血液和淋巴。关于蛋白质和氨基酸的讨论文章数不胜数，人们称其为"身体的基础材料"。

淋巴细胞的重要性

■第一：帮助碘化作用

我相信被称为"小淋巴细胞"的细胞会替体细胞搬运生长和生殖所需的食物。这些食物本质上是蛋白质，但是一定要由甲状腺给予一个"碘值"，才能为体细胞所利用。这是在一个很神奇的方式下发生的，我们可以追踪在体内驰行的淋巴细胞而知道是怎样发生的。

每个绒毛有两组脉管：血管和淋巴管。淋巴管给予淋巴细胞和其他白细胞一个优先通行权，虽然在血管的血液中常会发现白细胞，但淋巴管内很少有红细胞。

在消化过程当中，大量淋巴细胞进入淋巴管。为了要就近供应这些细胞，大自然便将最大的淋巴细胞制造器官设在近小肠处，它就是脾脏。它的功用是在进餐后派遣大批淋巴细胞进驻小肠绒毛，这些淋巴细胞在绒毛里前进时，拾取氨基酸（也就是消化了的蛋白质），然后它们绕回胸导管进入锁骨下静脉。胸导管是通往锁骨下静脉的快捷方式。甲状腺将分泌物排入锁骨下静脉中，胸导管也在此时加入，将分泌物注入这条静脉中。

于是淋巴细胞便暴露在甲状腺的碘下，它们的氨基酸被碘化，这样细胞才能够生长和生殖。然后淋巴细胞循回于血管或淋巴管中，或者，在某种情况下，直接穿过组织到达需要它的地方。因为上天赋予它们"阿米巴运动"（即似阿米巴原虫的运动方式，自细胞质突出伪足以为行动之用，而无

71

固定位置的运动器官）的功能，所以它们才能够这样随意活动。供应食物给细胞作养料和协助生殖后，淋巴细胞就回到脾脏，在那里解体或被再次分派至绒毛去开始另一个循环。

假如读者或医学界朋友对这个解释感觉奇怪的话，让我告诉你，当我首次在《实验室和临床医学杂志》的社论中发表这个治疗方法后，总编辑沃伦·沃恩博士就做了如下的评语："比勒医生的假设是很具诱惑性的。俗话说太阳底下没有什么新鲜事，我想不起来以前在哪里看过这个假设。"我相信这个假设是事实，因为有很多实验、观察和治疗成功的例子支持着它。

生命中有两个时期需要比正常量多很多的淋巴细胞，这就是生长期和修复期。从孩童的快速生长到青年末期，有所谓"孩童期淋巴细胞增多"症状。在这期间，大自然额外设置了一个淋巴细胞制造中心，这就是胸腺。青年期过后它便会萎缩。大自然考虑得十分周详，她将胸腺置放于靠近甲状腺的位置，这样，碘的浸润就很简单了。

■第二：保护作用

淋巴细胞的另一个令人迷惑的功用是，它能作为保护细胞，可以帮助修复创伤，病理学称之为"小圆细胞浸润"，见于发炎区域或毁坏组织的周围。有趣的是受伤的细胞修复要比滋养正常或没有受伤的细胞快速得多，修复作用完毕后，生长速率即又恢复正常。

我相信修复与生长速率的改变是由腹腔丛的冲动所控制，

它的命令则由交感神经系统派发传递。很多科学实验与观察支持这个解释：年幼的动物被切去胸腺后生长变得很迟滞；当甲状腺因肿瘤而被切除或者是用竭了，这个情况就更为严重。有些药也能引起淋巴细胞退化，形成白细胞过少症，使身体的营养、生长速度和组织的修复能力低于正常。其他的药如沙利度胺能强烈压抑甲状腺分泌，以致胚胎细胞不能生育与繁殖，造成无手、无腿或有其他缺陷的婴儿。我相信其他的极端情况如淋巴细胞内的氨基酸或碘的过分饱和，也能够引起癌症——一种由于局部性细胞的异常生长而造成肿瘤或恶性新生组织的病变。

消化道是养生之"道"

消化时，碳水化合物和多糖被还原为葡萄糖，然后为绒毛的血管吸收，并直接在肌肉燃烧。身体就是用这种方式接受它的肌肉的能和热。脂肪也是可燃的，不过它们通常需在碳水化合物的火焰下才能完全燃烧，剩余的脂肪贮藏于身体各处。这个生理事实，最令超重的美国人担忧。脂肪、矿物质、微量元素（维生素）及碳水化合物对生命都极为重要。

你的感觉——无论欢唱、叹息或悲泣——都要依据你的燃烧系统工作的情形决定。所以约瑟夫·康拉德说："你不能忽略良好的消化系统的重要性。生命的喜乐……有赖一个健康的胃；反之，一个不良的消化系统，会使人疑虑不安，孕育着死亡的思想和阴影。"每个医生对那些抱怨有消化道毛

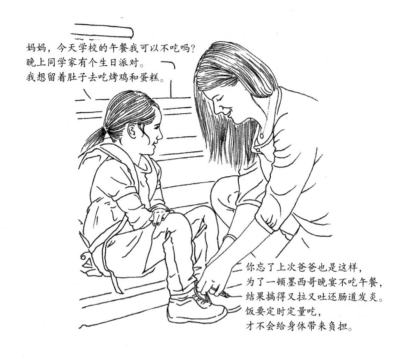

妈妈，今天学校的午餐我可以不吃吗？
晚上同学家有个生日派对。
我想留着肚子去吃烤鸡和蛋糕。

你忘了上次爸爸也是这样，
为了一顿墨西哥晚宴不吃午餐，
结果搞得又拉又吐还肠道发炎。
饭要定时定量吃，
才不会给身体带来负担。

病的人的阴影都很熟悉。被我治疗过的病体，摆脱了它所担负的毒物后，立刻便会有魔术般的转机。

消化的整个景象是一幅大而复杂的油画，在这儿，只能粗略地概括介绍。不过我已经在这章尝试强调小肠绒毛所扮演的角色。它们的活力可以保障生命的健康，但是要维护它需要很小心地考虑所吃的食物的量和质。既然身体或多或少是所喂养的食物的"产品"，那么以膳食来改变身体的化学程序不单是可行的，而且对某些病况也是最适合的了。小肠以接受好食物或排斥刺激性食物（通常是呕吐或腹泻）的方式，来作为保卫人体不受有害的食物或毒物伤害的第一道防线。

轻微的膳食错误不会立刻被察觉出来，但严重的会即时带来惩罚。我的档案中有很多病例指出身体是如何排斥不适当的食物的，我举一个例子来谈。一位42岁的男士，参加了一个供应各种墨西哥食物的宴会，最后他以款式新颖的派作为尾食。因为当天没有吃午餐，他承认晚餐时吃得很饱。当晚他就有严重的腹泻，这表示他的身体是在利用第一道防线快速排除冒犯的食物。当我替他诊治时，他的肠子已因不小心的饮食而发炎。我嘱咐他上床休息并以稀释的奶及酵母作为以后48小时的仅有养料。他不渴望也不需要有其他的食物，我相信使用药物会使他原来的毛病更为复杂。不久他便完全恢复了。他说："是我的愚蠢带来了这次疾病，以后绝不会再这样了。"

制药者和麦迪逊大道上商业电视台的广告撰写员好像是被消化系统困扰了，药店的架子上排列着专治消化功能不良的灵丹、药丸和补充食品，美国人已经浪费了巨额金钱在这些产品上。如果他们对人体化学有少许认识的话，他们就会知道可以用膳食代替药丸来缓解消化上的毛病。那么当你可以从食物中得到同样的天然化合物时，为什么还要服用非天然的化学药丸呢？

9.1～9.7米长的消化道要长期为保护身体免受伤害而战，此时肝脏是另外一个能干的盟友。下一章我们会讨论这个非凡的器官如何作为预防疾病的第二道防线。

第三节 肝脏：抗病的第二道防线

如果你在古巴比伦时代患重病，兼有僧侣身份的医生会叫你对着一只羊的鼻子吐气，然后他便宰杀那只羊，"判读"你的肝脏，再预测你的疾病的结果。这些文明的古人相信吐气在羊的肝脏上不单会指示疾病的性质，而且还会显示复原的远景。他们相信肝脏是所有生命功能的中枢，因此神祇就选用它来显示他们的意旨。

——威廉·史奈夫利 医学博士

肝脏是身体的灵魂

古人尊敬肝脏，并相信它不单是灵魂的中心（体内之海），也是人体最重要的器官。可是在较新的世纪里，肝脏莫名其妙地被医学界忽略了。本杰明·米勒和罗斯·古德在《人与他的身体》一书中说："一世代以前的人体教科书的作者，对肝写得很少，只说它提供胆汁以助消化。今天，我们再次认清肝是一个最奇特的器官……它并不像心那么富有传奇性，或是如脑那么奥妙和神秘，但它有它独特的地方。它是身体的化学大师，也是燃料储藏和供应处、管家，以及毒物的控制中心。它默默地辛劳工作，如果有需要，我们可以写出它超过 500 种不同的功能。"

造物者也很尊敬这个体内最大（它重约 1.5 千克）和最充实的器官，故给予肝脏特殊的保护：以强壮的横膈膜肌肉和下肋骨来保护，使肝不受伤害。它是一个极端坚强的腺体，能够再造失去的细胞并重生被破坏的细胞。它平常只用它全部的1/5或更少的部分来工作，患癌症的病人即使被切除了90％的肝，只要他还能活下去，他这个腺体还是可以于以后长回原状。因此它的潜力可以算是不朽的。然而长期以营养不良，有害的药物、毒物和感染等方式来虐待它时，它也会精疲力竭的。

不管是远在一万年前的人，或是他一百万年前的祖先，他的腹腔都同样拥有一个肝，而这个肝的基本化学功能没有太大变化。人的食物和饮食习惯随着文明慢慢改变，起初的食物是煮熟的、盐腌的，后来是制炼的和经过化学处理的，但是人的肝并没有改变，它保持着文明前的古老模样。

肝是人体的化学实验中心和最重要的解毒者。它是那么的重要，如果有数小时没有了它，那人便会死亡。由于这个原因，外科医生只能小心地看着它，除了偶然要切除肿瘤、脓肿和囊肿外，不敢轻易地碰它。任何对肝脏有深刻研究的人都知道它的活动是如此的复杂与繁多，常使人迷失在它的迷宫内。因为肝脏对整个生物体很重要，我便献上大部分的时间循着原来的途径对它加以研究，发现它的很多功能仍不为人所知。这个研究使我能为"肝脏衰竭"的病人开膳食配方，以帮助他们恢复健康。

■肝是钠的仓库

钠是人体所有碱性元素中最为重要的，而我相信肝脏是碱性元素，尤其是钠的仓库。这是世界上最充裕的元素，也是维持体内酸碱平衡不可缺少的元素。身体每一个细胞内都可以找到钠，同时有大而密集的钠贮藏中心以备急用。这些密集区有很大的缓冲价值，而且可以暂时地中和及贮藏酸与腐蚀性毒物。重要的钠贮藏库有肌肉、脑神经、骨髓、皮肤、胃肠黏膜、肾脏与肝脏，其中以肝脏最为重要，它是所有器官中含钠最丰富的，而钠也是它主要的化学元素。因此，作为身体最大的钠库，肝脏就成为了人体的第二道防线。

当肝脏为了要中和它的酸而将钠用竭时，它的功能可能会受到很严重的抑制而造成疾病。你是否知道如果肝脏能滤去有害的毒物而保持血液清洁，那么除非有意外，否则人可以长生不老呢？只有当肝脏的过滤功能受阻时，毒物才超越肝脏而进入血液循环中，因此有疾病的症状发生。这就是为什么你一定要那么小心保护你的肝脏的原因了。

既然钠对健康如此重要，我们怎样才能得到它呢？我们又怎样才可以保存它呢？钠是人体必需的元素，我们从膳食中的钠化合物中得到它。它的最丰富来源是植物界，其次是动物的部分组织（例如肌肉和肝脏等）。你或许会说："我不喜爱蔬菜，不过会吃马铃薯；我喜欢肉类，所以我没有什么可害怕的了。"不幸的是，事实并不是这样的。

要从你喜爱的肉类中得到有效的钠，你一定要吃生的或尽量接近生的肉。很多人认为生的或煮得很浅的肉是难以下咽的。根据实验室中的简单尿液试验可以证实，肉类烹煮愈久，便有愈多的腐败酸出现在过分蛋白质化的病人尿液中。那就是说少吃蔬菜与沙拉而多吃烹煮过度的肉类的人，常会有一个缺钠的肝脏。

■胆汁可以排除毒素

食物消化后所有自肠而出的血液，便沿着直接进入肝脏的静脉循环至肝。消化了的食物中有用的元素被肝脏取走以合成新的身体组织，预备氧化的燃料和能量，并贮藏多余的养分以备未来之需。

毒素和其他有害的物质被肝脏所中和，且被肝脏的排泄性分泌物所排除，这分泌物便是胆汁。有时因为碱性不够，肝脏中和毒性物质的能力减退，于是有毒的胆汁便被释放至小肠。当这些有毒的胆汁在小肠前进时，如果它没有引起足够的恶心而以呕吐的方式将它迅速排除，那么大部分的有害物质便被再吸收。同时它也可能引起各种程度的肠炎。

有毒胆汁在肠内也能干扰有用的食物的消化，而造成有毒的消化不良的产品，产生气体造成腹痛。在某些观点中，胆汁与尿液可以相提并论。正常时，它是鲜黄色，呈碱性反应并对包容着它的组织无任何刺激；当有病时，它的颜色变深；当呈深绿或黑色时便最毒，此时，它对邻近的组织有强烈的腐蚀作用。这种深绿色的胆汁除了有害以外，并没有其他用途。正常碱性的胆汁是无腐蚀性的，差不多可以与任何食物共存，但当肝脏为了中和毒素而排钠出来，以致钠逐渐被用完时，胆酸内正常钠盐的形成便比较困难了。

当胆汁对覆盖十二指肠的内容物太富刺激性时，它便暂时被贮藏于胆囊中，慢慢地被中和。但是这种有毒、带酸并具腐蚀性的胆汁与很多食物都不能共存，反而使得肝脏、胆管、胆囊及肠发炎。同时它会回流至胃，如果它够毒，便会造成呕吐。

在十二指肠内，不正常胆汁的刺激会引起"胆汁烧灼"，结果导致难受而可怕的痉挛。这位受害者便急忙去找医生，医生替他照了 X 光片，照片显示十二指肠变形，这通常被诊断为溃疡。我调查发现，差不多 99% 的被 X 光线诊断为溃疡的，事实上都是胆汁烧灼痉挛。就像我们称棒球是美国的主要娱乐一样，我们也可以称这种痉挛为美国人主要的疾病。为了减轻这些不适的症状，很多人便配制普遍的抗酸药丸、锭剂及药粉。当然，因胆汁烧灼而腐蚀成溃疡是有可能的，但幸好这很少发生。真正的胃或十二指肠溃疡很少，而且如果有，也很容易诊断出来，它常有出血情况发生，如呕吐出来，或是从粪便排出血液。

当肝脏内可用的钠排出太快时，肝细胞会死亡，形成疤痕组织，它的末期是各种不同形态的肝硬化（或结疤）。但是在它产生明显的症状前，硬化的肝脏已被严重损害了。

文明带来的浓缩与合成食物应负起产生大量抗酸药的责任，它们是以药丸、糖果和口香糖的形态进行买卖，这些药物只能暂时减轻痛苦，而不能铲除病因。

健全肝脏的重要性

在我的档案中有一个有趣的病例，他是一位 61 岁的男士，当我开始为他调理时，他的肾与肝的功能都不好，由于脚与腹部浮肿，他已经有 2 年不能下床了。他的腹部很大，肾上腺既强壮又活跃，有时他会变得不可理喻。他的尿液有浓黑色的糖蜜，而且满是脓、蛋白素与管型。他常常小便但是尿量很小，他的血压是 210/110。由于腹部的液体（腹水）压迫着他的横膈膜，他呼吸非常困难。

但是他很坚强，并决定要恢复健康。幸而他有位非常可爱而且爱他的女儿，一天 24 小时地照顾他。他的饮食历史显示他是一个吃很多淀粉与甜点的人，除了早餐，每餐都有面团、蛋糕、饼干和糖果。在极不情愿的情况下，他的女儿开始控制他，有数周只给他稀释的果汁。我给他插了一针以排出他的腹水，排出的液体注满了一个 23 升的浴盆。当他的腹水全部被抽出后，腹壁变得非常松软，肠、肝、脾脏也可以摸得出来了。摸得到的肝脏有如一个大橘子一样大小，硬而呈结节状，有相当程度的硬化现象。

我行医那么久，还从未见过情况如此严重的病人也会康复。3 个星期后，他脚部的水肿消失了，但腹水慢慢再次积聚。他的尿液变为浅色，尿中蛋白素减到很少，形成物也消失了。我给他吃易消化的蛋白质、熟的和生的蔬菜及水果，但禁吃淀粉与甜点。他曾经反对，但数周后他同意依照这个规则进食。6个月后，他的尿液已没有蛋白素，而且可以与他的孙儿斗嘴了。

在头一年，我还需每个月为他的腹部放水一次，每次都排出约23升的液体。在那时，他开始能在屋内或花园中做些轻松的工作。第二年每2个月抽水一次，第三年每3个月一次，抽出来的水平均只有9~14升。而到第四年，就不必抽水了。

由于大量的腹水使他的腹部膨胀，他的腹部肌肉因此很衰弱。我警告他可能有脐疝气。此时他的一般肌肉组织都很好，而且我从未见过如此柔软、有弹性、滋润与白皙的皮肤。有一天，即使他戴了腹部支撑物，却依然要搬动一块过重的石头。两天后他叫我去，我发现一个铰接的脐疝气，动手术后，他很快便康复了。虽然他的小肠约有24厘米已呈深蓝色，但还不需要把它切除。现在距离开始替他医治已有12年了，他忙碌地工作，除了照看自己的园子外，还照看两位邻居的花园。他现在73岁了，从不发牢骚，而且从种种迹象看来，他的肝脏已恢复正常大小，也不再有硬化现象了。

我的档案中还有一个较为简单的病例，那是一位35岁的男士，埋怨身体十分虚弱、头晕、恶心、呕吐而且没有胃口。实验室检查的结果发现他有肝脏毒血症。他颓丧，不能入睡，看着实在可怜。

我要他卧床5天，并以稀释的蔬菜汁斋戒。那段时间过后，他的肝脏的功能已经基本恢复，因此他又可以吸收正常的食

爸爸，自从您戒食淀粉和甜食后，
您的身体好多了。医生已经减少给腹部放水的频率了。

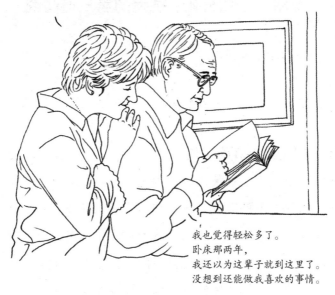

我也觉得轻松多了。
卧床那两年，
我还以为这辈子就到这里了。
没想到还能做我喜欢的事情。

物了。在限制他的饮食时我告诉他：食物与营养是两样不同的
东西，人所得到的滋养，不是看他吃的食物的多少，而是与
他所能消化及吸收的东西成正比。

　　肝脏是人体中主要的解毒器官，是一位默默地施行化学
法术的化学专家。它同时又是过滤器，所有的东西在进入循
环之前，先倾入这过滤器里，然后再找寻进入身体的途径。
只要肝脏的功能完好，血液就能保持清洁；当它受到损害时，
毒素即进入循环系统而引起刺激与破坏，最终导致死亡。

第四节　内分泌：抗病的第三道防线

生命大半是化学过程。

——威廉·梅约　医学博士

激素扮演生化使者的角色

肝脏扮演着废物清理者的角色，这对健康十分重要。当它不能过滤血液的时候，毒性物质将进入循环系统，因而激发抗病的第三道防线——内分泌腺的作用，协助身体中和及排除因蛋白质、糖、淀粉及脂肪的消化不良而造成的刺激物。

要了解内分泌腺体抵抗疾病的神奇功能，我们必须知道它们的构造和所扮演的角色。这些称为内分泌腺的细小组织是一种无管腺，它们不同于汗腺或泪腺等外分泌腺，因为它们并不把分泌物注入分泌管中，而是把它们制造的特有物质直接送到血液里。这些由各个内分泌腺分泌出来的特有物质便是激素，也就是血液中的生化使者。就算只有极微小的分量，也具有令人难以置信的潜力，它们引导及调节很多生命中精细的生化作用。

体内有许多腺体，但我们在这里只讨论 3 个：肾上腺、甲状腺和脑下垂体。

最令人惊奇的事莫过于这些超强的腺体竟然这么细小。

甲状腺的体积算是很大的了，但重量才约 28 克，甲状旁腺则微小到难以察觉；肾上腺只有一粒利马豆的大小；而脑下垂体约有 1.3 厘米长，但它除了发挥自己的重要作用外，还要调节其他的腺体。

这些腺体虽然细小，但对健康及疾病的影响很大。约翰·霍普金斯医院的莱威连·巴克医生对它们所作的结论是："我们的身材、脸形、手脚的长度、骨盆的形状、皮肤的颜色与质地、皮下脂肪的量与其位置、身体毛发的数量与分布、肌肉的张力、声音和喉头的大小以及身体外表对情绪的表现等，大部分都在发育初期，或多或少地受到内分泌腺作用的影响。"

■肾上腺：使氧化作用得以进行的腺体

毫无疑问地，肾上腺是维持生命及健康最重要的腺体。它刚好位于肾脏的上方，由两部分腺体组成：内层称为髓质，外层称为皮质。

肾上腺的皮质是交感神经系统的主干，控制及调整身体中很多有意识和无意识的功能，我们对于它与腹腔丛的多种关系已完全清楚了。胎儿 7 个月大时的肾上腺与肾脏一样大，出生时则比肾脏稍微小些，以后则继续慢慢地缩小，老年人的肾上腺在尸体解剖时已很难分辨出来了。我曾说过，人的血液中如果没肾上腺的分泌物，便没有生命。事实上，医生们都晓得如果肾上腺出血便会导致突然死亡；我们也知道患爱迪生氏病（即肾上腺的慢性退化）的患者会逐渐地死亡。

生命本身的化学过程要依赖氧化作用，肾上腺的分泌物就是使体内细胞得以实行氧化作用的激素。是肾上腺决定是否燃起生命之火。虽然现在我们尚未发现肾上腺的全部生理及化学功用，但比较重要的已经研究出来了，某些研究结果记录如下：

1. 控制所有人体细胞的氧化作用，并调节：

   a. 神经的能量（在脑和神经组织中磷的氧化作用）。

   b. 体力和热量（肌肉中碳的氧化作用）。

   c. 一些器官的特别功用（肝和肾的氧化作用）。

   d. 每个个体细胞的生命（没有氧化便没有生命）。

2. 控制下列器官的健康状况：

   a. 随意肌（体力）。

   b. 心肌（循环、血压）。

   c. 不随意肌（蠕动、子宫的状态）。

3. 控制血液中红细胞和白细胞的数量。

4. 控制凝血（甲状旁腺可能也有帮助）。

5. 控制身体的免疫程度。

6. 控制红细胞的沉降速率。

■甲状腺：天然的步调调整者

一个母亲骄傲地对我说："医生，钱宁像我一样有冲劲，有力量，但玛丽却像他爸爸一样迟钝而文静，这是不是都要归咎于腺体呢？"

事实上不完全是，这其中含有很多复杂的因素，但很可能是玛丽的新陈代谢速率与钱宁的不同。而负责使体内细胞机器或闲荡或危险地飞驰的，是甲状腺，或称为步调调整者的腺体。蝴蝶状的甲状腺位于颈的底部，刚好在喉结的下方，分成两叶，中间相连。虽然它早在 1656 年便被命名，但我们却是在最近的 40 年间才对它做彻底的研究。除了助长细胞繁殖外，甲状腺还可调节下列各项作用的速度：

1. 所有身体组织的氧化作用。

2. 修补受损或有病的身体组织。

3. 自肝脏释出糖到血流中。

4. 心跳。

5. 脑部及特种感觉活动。

6. 正常细胞的生长。

■脑下垂体：腺体之王

古罗马名医盖伦对脑下垂体的功用有一个很怪异但是错误的想法，他以为这个腺体之王是脑部排除废物至咽喉的过滤器。长久以来，医生们都接受了这个奇怪的错误思想，甚至直到现在，我们也还不太清楚脑下垂体的功用。它的繁复就连最熟巧的内分泌专家都会迷失在这仅 1.3 厘米的迷宫里。虽然他们不一定完全明白是什么使它如此迷惑人，但他们仍然认为它是十分神奇的。如果要专家们选出脑下垂体最重要的功能是什么时，他们会像小孩把鼻子贴在玩具店的橱窗玻璃上一样，无法选择。

脑下垂体位于脑的底部，状若一粒樱桃轻挂在树干上，并藏于一个刚好就在眼球后方的骨洞里，这个骨洞称为蝶鞍。

这个腺体之王，它特有的功用是推动内分泌系统的其他成员，忙于生产它们独有的激素。脑下垂体分为 3 个部分，前部纯粹是腺体的功用，把内分泌物送到血液里。这种内分泌物能够：

1. 决定身高和体形。

2. 决定智力和较高级的脑皮质活动的高低程度。

3. 在一个尚不太明白的情况下控制性功能。

脑下垂体的中间部分含有中间管，管内衬两端有带纤毛的神经细胞，血流经过时会波动，从中可测出血中的化学成分。这种器官在我们人类的远祖——一些鱼类中特别发达，它们可以测定海水中的化学成分。同理，在人体中，这个器官也是用来测验血中的外来毒素，以提醒防卫机构起来抵抗。

脑下垂体的后部其实是脑的一部分，脑有一个微细部分向下伸延。因此，它具有很多高度特殊化的神经细胞，这些细胞含有丰富的激素，能刺激交感神经系统，增加平滑肌的张力和收缩力。

内分泌腺的潜力

现在我们已明白 3 种内分泌腺的工作了，但是它们如何成为身体抗病的第三道防线呢？

要明白这个我们必须再谈谈脑下垂体。它可说是身体中的"看门狗"和"中央情报局"：这个小型但很具威力的腺体之王只有小指尖般大小，对人类却无比重要。当大自然把它藏在头颅的深处时，就已显示大自然的聪明，因为脑下垂体需要特别的保护。若这个细小的脑下垂体失效，生命便会逐渐趋向死亡，因为很多重要的激素都是由它分泌的。

脑下垂体的中间部分充满血管，内衬边缘是具有纤毛的特殊神经细胞。这些纤毛是侦察器，可以分析循环中血液的化学成分。如流经此处的血液含有毒素时，它便会发出一个传至甲状腺和肾上腺的信号，然后这两者便与脑下垂体构成了抵抗疾病的第三道防线。

在危急时，脑下垂体会指示甲状腺及肾上腺开始清除血液中的毒物，甲状腺与肾上腺便导引毒素进入它们唯一能走的路。紧急情况下，甲状腺会导引排泄物经皮肤、黏膜和浆膜排出，肾上腺则使其通过肾脏和肠排出。

要解释这种由清除高浓度毒素所造成的病情，可用支气管炎为例。支气管炎与支气管黏膜的浆液性渗出作用有关，此病的特征是剧烈咳嗽，也是大自然要驱逐渗出的毒物的尝试。这危机过后，肺部还会发炎数天，但经过这种替代性排除后，病人才能享有较佳的健康，直至毒素的浓度再次升高为止。

你一定见过面部及颈部呈现甲状腺肿病症的人吧，我有一个48岁的女病人也有这样的症状，她抱怨她很虚弱、流汗、心跳很快、凸眼及腿部水肿。这是典型的突眼性甲状腺肿，她的甲状腺被血毒过度刺激了。我于是再一次地证明中和血毒可以治病的道理。这种病并不容易治疗，而且要长时间地卧床休养。这是因为甲状腺过于活跃而加速了代谢反应，所以他们要在休息当中吃有中和作用的膳食，而膳食的性质则视病人的情况和其消化能力而定。这个病人需要卧床休息6个星期，膳食是生乳及熟的和生的非淀粉类蔬菜，而牛奶的分量则依病人每日的情形决定。最后她可以基本康复。

　　我正在处理的一个病例是一位 44 岁的男士。大约在 8 个月前第一次看见他时，他难以入睡，因为他的甲状腺作了肝脏的替身，而变为过分活跃了。当时他十分沮丧，但是他只以蔬菜汁为食斋戒了 4 天后，便开始可以睡觉了，而且甲状腺机能亢进的痛苦症状也渐渐消失。

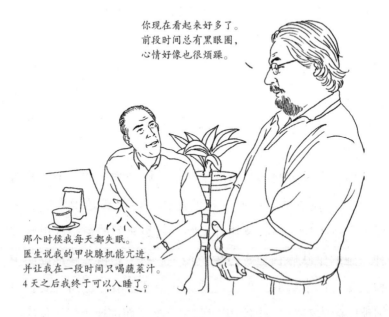

你现在看起来好多了。
前段时间总有黑眼圈，
心情好像也很烦躁。

那个时候我每天都失眠。
医生说我的甲状腺机能亢进，
并让我在一段时间只喝蔬菜汁。
4 天之后我终于可以入睡了。

　　我需要再次强调，消除毒素的途径主要是依内分泌腺的能力等级与潜力而定。如果甲状腺足够强大，我们可估计替代性的排毒经过皮肤进行，不管是经外皮（皮肤）、内皮（黏膜）或是中皮（浆膜）。如果是肾上腺，则替代性的排毒便可能在肠或肾脏进行，或者由于肾上腺反应的影响使有毒物质在肝脏被过分氧化而燃烧，故常引起体温升高或发热。

　　有两个主要因素决定内分泌腺的潜力。一是遗传，二为腺体被化学（饮食）及情绪干扰后的状况。哪一个腺体在危急之时有最大的潜力，便决定替代性排毒的途径。但我必须说明，常使用同一途径作替代性排毒会引起这个途径的萎缩和退化，并慢慢地将腺体本身的能力消磨掉。

　　当人在有害饮食及放纵感情方面不超越天然的界限时，作为第二道防线的肝脏可以使一般的循环保持纯正，在如此理想的情况下，你可以想象到生病是不容易的。换言之，个体对某些疾病会是免疫的。

第五节　医生眼中的你

　　虽然身体状况与行为及个性无关的话简直荒谬透顶，但广被接受。你的尸体才是真正探索你性格的线索。

——尔尼斯特·胡顿 博士

病人是独立的个体

每天都有各种状态与特质的病人来到我的诊所，在记录一个病人的病症之前，他的表现已经给一个有经验的医生很多关于他健康状况的线索。每一个病人都有些难以明确说明的异于其他病人的状况，就生化学上而言，每个人的身体也是不同的。我们特有的蛋白质、组织、细胞和血液都没有完全相同的，它们是随着遗传、疾病的状态、血液的组成及很多其他的因素而改变的。因为每一个体的内在环境与其他的完全不同，因此他对外在环境的反应也就不同。

医生们常去找寻一些把病人分类的方法，以便于治疗。但是有很多医生，虽然他们知道每一个病人都与众不同，他们还是喜欢将印刷好的"低能量膳食"递给过分肥胖的人。知晓我以膳食调理各种疾病的同事们常常向我提出：

"请给我你的偏头痛膳食表。"

"我知道你有调理关节炎的膳食表，它是怎么样的呢？"

"你给糖尿病患者吃什么样的东西，而使他们能够放弃胰岛素呢？"

"你对胃溃疡、高血压、癌症等疾病，有什么特别的食物呢？"

对每一个病例，我的回答都是："对这些疾病，没有一种可供你印出来或拿出来的膳食，你将病人介绍给我，让我替他检查，然后我才可以为他个人的情况草拟一份膳食指南。"

随便配定膳食与依靠所谓营养学家指定膳食同样是不科学的，那些营养学家往往将神奇的疗效归功于他们高价出售的神奇食物。

　　病人和朋友们常问我该吃些什么，好使他们在老年时可以像我一样有精力，如爬山及应付每日工作的负荷。当然我并没有这种秘方。老实说，我并不像他们所说的那么特殊，但作为一个个体，我却与别人极为不同。作为一个医生，我尝试超越现有的治疗疾病的方法，我必须从医药丛书中所描述的种种疾病里辨认出病人所患的是什么病，尽量研究我医治中的病人，了解他的状况。如果可能的话他的病症必能解除，

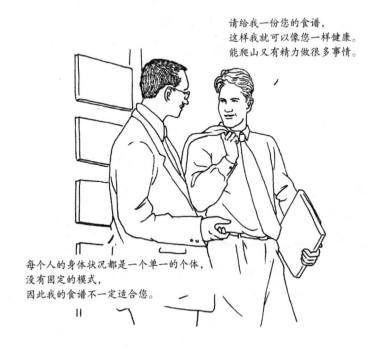

请给我一份您的食谱，
这样我就可以像您一样健康。
能爬山又有精力做很多事情。

每个人的身体状况都是一个单一的个体，
没有固定的模式，
因此我的食谱不一定适合您。

并且基本康复。

这就是本书为什么要保持一般性的原因。它并不是一种治病的膳食，所有的公式、膳食和指导都是一般性的。书本介绍的医术是绝不能用来行医的，应该依靠的是对病人的小心研究，以及实验室的试验等。我研究病人，和他们交谈并做试验以后，我就可以确定他的身体是否有毒。如果有毒的话，我就先配一种特别的膳食以清除他体内的毒素，然后开始草拟另一种膳食以帮助病人恢复健康。这个方法是依照他身体的状态和毒血症的性质而多方面进行的，因此要医治他，我必须单独研究他，记录他对各种不同因素的抵抗力，并了解他现在及以前所过的生活。因为他是一个独立个体，所以他的治疗也应是唯一的。我不能像一个成衣推销员般的，让各种身材的人都穿他的外衣存货。

人体所含的氨基酸或称"建筑单位"是复杂人体的最佳说明。这些氨基酸都是从膳食中的蛋白质所获得的，字典中成千上万的字都由 26 个英文字母所组成，同样的，蛋白质则是由两打以上的氨基酸以数百万种不同的组合方式所构成。嗅觉灵敏的狗，可以从数百人中找到它的主人，而母海豹也可从数千只长相酷似的小海豹中找到它的幼儿，因此，从气味或味道来看，个体之间总是有差异的。同时，他身体的改变是由他所患的疾病、所吃的药、遗传及其他因素决定的。这就是为什么不同的个体对疾病、药物及膳食的反应都不相同的原因。

由于人体的这种独立性，我们不能以如何治疗各种疾病为题而著书。但是仍然有医生写下这样的书，这些作者大多是以他自己的经验作为写作的范围。例如，一个医生病了，他以胡萝卜膳食恢复健康，因此他相信可以用"食胡萝卜过活"的方式拯救世界，这是极为错误的。

自我预防是治病的原动力

在就医的病人中只有一点是相似的：他们不到生病时是不看医生的。他们主要是希望从痛苦、失眠、消化不良中获得解救。医生被认为应该而且可以很快地拯救他们，不幸的是，除了刺激或压抑外，没有"即时解救"的方法，而这种治疗是鞭策或麻痹内分泌腺（通常都是肾上腺）的结果，使之产生暂时性健康愉快的效果。刺激或压抑都是不健康的，晚上吃安眠药，早餐吃活力丸，白天吃镇静剂，这些都是不健康的，而我相信使病人健康是尽职的医生应该努力争取的。

从某些方面来说，病人自己也应该被谴责。他们希望康复，希望医生马上将他们身上的痛苦解除，他们也希望能够以某种方法度过白天和晚上，以使他们能够比较好地生活，但他们并不是真正关心自己的健康。如果医生以另外一种方法行医，向病人解释他的生理化学有毛病，在他能永远解除病症前，先要改变他的整个身体的化学程序……病人听后马上会变得不耐烦。消除体内代谢的毒物是一种缓慢的过程，而病人已经对自己愤懑了好一段日子，希望医生在数周内，让他们变得轻松愉快。

大部分的病人都不喜欢长期性的治疗，因为他们仍然相信神药和手术刀。他们不关心真正的健康，他们所追求的是我前面所说的"马上终止他们的病症"。如果这个医生不给他，他可以从药房中获得，甚而到处找寻其他的医生。他们不明白，恢复健康是一种过程，需要一整年或是更长的时间，但他们该知道如果患了严重的结核病时，通常都要在疗养院里住上数年。

每一位医生都知道人有隐瞒疾病的倾向，根据斯蒂文森医生所说的："这种反抗性的原因在于大部分的疾病开始时，只是稍微改变人体的正常功能，但是对一般人来说疾病并不

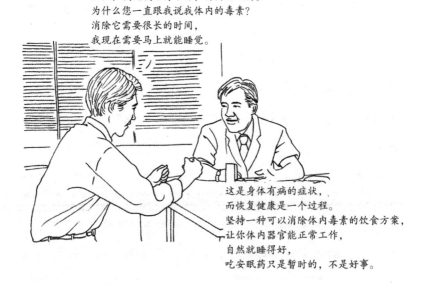

医生，我说我睡得不好，需要安眠药。
为什么您一直跟我说我体内的毒素？
消除它需要很长的时间，
我现在需要马上就能睡觉。

这是身体有病的症状，
而恢复健康是一个过程。
坚持一种可以消除体内毒素的饮食方案，
让你体内器官能正常工作，
自然就睡得好，
吃安眠药只是暂时的，不是好事。

是和健康的生活告别，而是他一向愉快的生活受干扰。只有当他晓得疾病已大摇大摆地侵入了他日常生活的范围，他才知道疾病的存在。虽然如此，他可能还是轻忽这个想法，认为不会有什么严重的事情发生在自己身上，常常要拖到'快不行了'时，他才承认生病了。这样，许多光阴在我们认为是健康的终结和我们确认是疾病的证据中蹉跎过去了。"

许多病人来找我是因为他们对处理疾病的传统方法感到失望。他们是为饮食的改进而来，因为他们猜想食物与他们的不适及病症有很大的关系，然后他们会趋向遵守某种饮食的劝告。除非一个人已经了解改进对食物的选择可以获得身体健康的快乐、清晰的神智和充沛的精力，否则他就没有改变旧的饮食习惯的动机。一旦遵守只吃少量的微烤瘦肉及大量蒸煮的蔬菜、新鲜水果及蔬菜沙拉、全麦面包和生乳，他将惊讶于自己的身体的改变。而当他的味觉被再教育以欣赏这些食物的清淡味道时，他将不会怀念胡椒、盐、醋、酱料或芥末等刺激物，以及以甜饮料或咖啡、茶将食物冲下。

我发现大部分人对膳食的概念都很模糊，可能比一般的医生更模糊，而医生对膳食的概念已经够模糊的了。我发现我必须将这些事情很小心地解释给病人：我给他们看肝脏的图片，我描述这个重要器官的功能及其他内分泌腺的作用。而我发现大部分人都不了解这些知识。我给予病人参与治疗自己的机会，这样他们会比较合作。我强调他必须自己相信自己，我除了帮助调节他的食物及调理外，不能再做其他的事了。我指出只要治好了身体的毒血症，他就不需要严格地遵守调理毒血症膳食的规定了。治疗是内发的，大自然影响他，医生只不过是与大自然合作。因此，医生必须引导他的病人修正偶然出现的错误步伐，并处理他特有的问题。

内分泌腺表现出个人的特质

当一个有病的人首次找医生看病时，他并不知道他的外表已提供了他的疾病线索：他的举动的形态，哪一种机能疾病可能影响他，以及他的健康状况怎样等。

每一个刚出生的婴儿都是独一无二的，在数十亿人之中，没有哪一个人与其他的人有着相同的基因及解剖构造。这些基因及构造的变化是无可估计的。由于这些个体差异巨大，才有林肯、希特勒、甘地和开膛手杰克。人类可能有相同的态度反应，因为他们拥有相同的形态结构。

古时候的医生依照个体的外形（肥或瘦）或气质（易怒的、迟钝的、热心的、悲哀的）制订了一个分类系统。希波克拉底依照血液、痰及胆汁的颜色将人体分类，同时告诉他的学生一定要观察人体的构造才可以作出准确的诊断。

很多医学研究员想出各种身体结构——"身体类"的系统，希望尝试将人类分成细小的门类。威廉·谢尔登医生在他的《人类的地图》一书中大致将身体分成3类：肥胖的内层型、肌肉的中间型和瘦的外层型。但是这种分类并没有告诉我们个体的分别——在庞大的基因摸彩袋中每个人有独一无二的

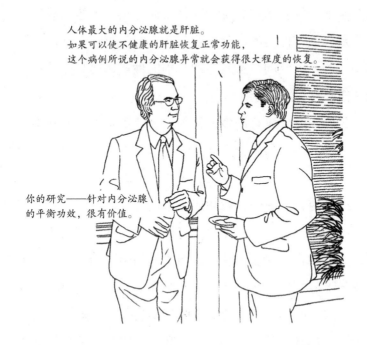

人体最大的内分泌腺就是肝脏。
如果可以使不健康的肝脏恢复正常功能，
这个病例所说的内分泌腺异常就会获得很大程度的恢复。

你的研究——针对内分泌腺
的平衡功效，很有价值。

分类。

　　如今有比较新的科学——内分泌学来给我们人类分类的
方法（内分泌学来自两个希腊词语"内部"及"分离"）。
过去的人尝试了解这些重要的内分泌腺的功能，但是经过数
十年辛苦的工作之后，人们才打开了内分泌学的神秘之锁。
自从称为激素的内分泌物决定了个体的体能型及神经型（激
素来自希腊词语"激起"），自然地我们就跟随着内分泌学
提供的最佳方法分类。

　　虽然仍有很多内分泌腺尚未为人所知，我们还是可以依

照控制人体发育的内分泌物来将个体分类。个体和家族甚至种族及民族，他们的内分泌物都有一定的特性，这代表了他们种族的、民族的、家族的和个别的性质，而具体的特性，则使他们与其他人有所不同。

我们知道身体有许多神秘的状况，都是由内分泌不平衡所造成的。不幸的是，大部分的医学界人士，也同样的为如何治疗这许多不平衡而困惑。这些医生丧失对内分泌学的兴趣，因为内分泌腺的治病功能令他们失望。人的活力依靠内分泌腺的正确活动，因此他们将激素作为活细胞的刺激剂。如果病人的肾上腺及甲状腺虚弱，他们会想到供应一些甲状腺及肾上腺的抽取物，但是当这些抽取物不能达到预期的效果时，这些医学界人士便对内分泌学失去了兴趣。他们完全忽视了人体最大的内分泌腺——肝脏，他们不了解如果能让不健康的肝脏恢复它的正常功能，很多其他内分泌腺的干扰都可以得到减轻。

当内分泌学的科学足够进步，我们发现内分泌腺应该对巨人、侏儒、呆小病、黏液水肿（甲状腺功能完全缺乏）、肢端肥大症和各种类型的极端肥胖等负责。在实验室内将动物的某些内分泌腺切除，我们认识了许多内分泌腺被切除的影响，同时观察到生长改变和过分刺激各种内分泌腺引起的气质变化。最主要的是可以确定及了解很多疾病的成因和进展。这些疾病的特性，是由因内分泌腺控制替代排除路线而产生的病症所显示。

内分泌学将人体分成标准的腺体型类：肾上腺型、甲状腺型、脑下垂体型，以帮助诊断及医治疾病。

典型的肾上腺型：强壮而随和

有关肾上腺型人的特性，大部分资料都是从4个方面的研究而得，他们是：受爱迪生氏病之苦的病人，切除了肾上腺的动物和人类，动物的选种和有肾上腺肿瘤的病人。动物中如矮脚马、短角牛和斗牛犬等，都是经过小心育种以增加肾上腺的能力，这有助于对人的观察。

典型的肾上腺型的人的身体会显示下列特性：

·毛发：头发粗而卷曲，体毛粗而浓，特征是常有"长毛猿"的外表。

·容貌：粗犷而厚重。

·眼睛：虹膜有深颜色，深蓝、咖啡或黑色，瞳孔小而灵活。

·前额：低，通常有较低的发线。

·鼻子：生长良好，有大鼻孔。

·嘴唇：丰满，颜色深而温暖，这是因为血液循环顺畅。

·牙齿：大，尤其是犬齿，颜色黄，质地坚硬，且不易龋齿；牙呈圆形排列；第三臼齿通常都正常地生长。

·舌头：薄、阔，舌苔干净，乳突粗而厚。

·上颚：弧度低而宽阔。

·头盖骨：两个太阳穴之间宽阔，下颚大、坚固而常常前凸。

· 耳：耳垂厚、大而长。

· 皮肤：厚、干而温暖。

· 颈：粗而短，深具水牛型特色。

· 胸部：宽而厚大的心和肺。

· 腹部：大而厚，常会凸出。

· 性器官：大。

· 四肢：手指与脚趾粗而短，指甲短而厚，缺少月牙白。

肾上腺型的人体力好像用之不竭似的，交感神经系统的神经反应也一样，这就是神经组织内的磷完美氢化的结果。肌肉系统内的碳氧化，给了肾上腺型的人温暖，所以他的体温很少低于37.1℃，手和脚常常都很暖和。由于食物中毒素的消化和解毒都要倚重肝和肠内的氧化作用（典型肾上腺型的人有完美的氧化作用），所以他的消化也是完全的。事实上，他可能常自夸可以吃任何分量的食物，而不会感到不适。在肝脏里，外来的尿酸产品和吲哚酸化合物的毒性完全被解除，而不会积聚在血液或尿液中。

骨骼肌发育良好，有很好的肌张力，肾上腺型的人根本不懂得疲倦，他的肌肉耐力是惊人的。不随意肌的完全和快速的蠕动，就是它的肌张力的完美证明，也因此引致每天数次的排泄。他可以吃最差的食物组合而没有不良的反应，因为他的胃的运动力太好了，所以当大部分食物转入小肠时，有部分可能塞到一旁去了。这种能力已被放射线的研究和洗胃证实，当一个肾上腺型妇人怀孕后，在分娩时，通常只有一次长而稳定的阵痛，而后孩子便出来了。

他的血液质量也有特性：有轻微的红细胞增多症（红细胞比平常人多），而白细胞减少症是永不会发生的。血量丰富，呈红色，易凝血块，致命的出血很少发生。抵抗细菌侵入的免疫力是惊人的，典型肾上腺型的人很少被感染，就是性病也不例外。红细胞的沉降速率比正常的低，常常在检验1小时后都不见沉降。

肾上腺型的人常有迟钝的脾气——做事随意，高高兴兴的，不易发怒，不会失眠、害怕或"自脚底冷起来"。他会放弃自己的意见而避免争吵。通常他的朋友圈很大，因为他是热心的和被同情的"气团"所包围的人。

绝佳的循环给予他温暖和有磁性的手，所以，他是成功的按摩师和有吸引力的医疗者。肾上腺型的人有温暖的手而且热心，很适合当医生。但是，不幸的是，他们常因为不够聪明而未能进入医学院。如果有足够的冲劲，他们会成为"非正规"的医生或医护人员的。强健的肾上腺型的人只要幸运地拥有"脑"——好的脑下垂体，就会成为成就卓越的医生。

典型的甲状腺型：瘦长易兴奋

甲状腺型的人身体会显示出下列特性：

·毛发：头发纤细如丝，体毛除了阴部和腋窝，其他地方很难发现，因为它是如此的微细与稀疏。

·容貌：精致、造型精细，通常都很美丽。

·眼睛：大而稍微凸出，这一型是"深情的"。

·牙齿：排列很挤，大小中等，梨白色，软而不能防蛀，牙的排列常是 V 型而不是圆型；有部分已长或未长的第三大白齿。

·舌头：适度的厚薄和长度，有精细的乳突，感觉灵敏。

·上颚：高，比较呈 V 型而不是弧型。

·胸部：长而瘦，心脏比正常的略小，女性的胸部有优美的形状，乳头比肾上腺型的敏感。

·腹部：长而薄。

·性器官：中等大小，它们的敏感度补偿了它们的细小。

·四肢：造型精细，高贵的手，美丽的手指，形状姣好，既不粗短又不太长。

甲状腺型的人最显著的特性是易兴奋而神经系统极端敏感，他是"赛马型"的，如同肾上腺型的人是"矮脚马型"一样。因为甲状腺型的人所有感觉器官都十分发达，所以他是瘦长、有力、不眠不休、快捷的，经常在跳跃、聆听、注视和嗅味。心跳常高于每分钟 72 次，神经系统的微小震动也会使他的脉搏跳动加快。

同时，随着心跳的增加，唾液腺、肠腺、肝脏、肾脏和汗腺的分泌也增加。肝脏将血液中的糖很快地排除，如果胰脏保持血液浓度的功能减弱时，便会产生糖尿病。由于代谢率的增加，身体会"燃烧"而损失体重。甲状腺型的人思考是最有趣的了，通常数个思潮同时围绕着他，使他很难集中精神。他常常感到疲倦，并对他周围的事务、家庭、朋友、工作感到不满。

在肾上腺型中，我们说过肾上腺素决定要不要燃烧（氧化），而甲状腺则决定燃烧速度的快慢。

甲状腺型的女性，尤其当该腺体受到过度刺激时，可觉察到经期的缩短，有时甚至可由 28 天缩短至 14 天。她们的妊娠期亦较短，由 280 天缩至 270 天，甚或更短。一般而言，她们所生的婴儿都较小，但通常仍很健康。甲状腺调节乳量的分泌，所以纤细型者仍有充分的泌乳量。

在个性上，甲状腺型的人常会失眠和不安。虽然最后仍能入睡，但做梦频频，且多半为噩梦。再者，他们醒得很早，神情活泼且已有了当天的计划。他们对性的感受相当强烈，很快到达高潮，且通常不止一次，伴有着极强烈的感觉。

典型的脑下垂体型：富有创造力

·头：大，颅骨高耸，常作圆顶状，前额骨与上眼眶缘通常较明显。

·容貌：脸部唇以上通常较一般人长。

·牙齿：通常较大，特别是侧门齿。

·关节：关节松弛，双膝内弯，足跖扁平是常见的样子。

·四肢：手脚均长，故此型者通常都较高，手指长而细，指甲有较大的月牙白。

因目前的研究有限，所以脑下垂体型的病历较其余两型少。虽然要讨论脑下垂体型颇为不易，但医学界同意脑下垂体前叶的过度分泌会引致巨人症或肢端肥大症，若分泌过少则产生侏儒症。据估计美国有约 1 万人是由于缺乏这种重要激素而成为侏儒的。

我们了解肥大的脑下垂体前叶怎样压迫蝶鞍骨壁，而引致各种不同程度的头痛，以及这种压力怎样传至视交叉（眼球后视神经的交叉处），而引致视野缩小或全盲。有足够的证据显示局限在小地方的脑下垂体前叶的突然肿胀和蝶鞍的佝偻变形，会引起癫痫，因此脑下垂体前叶可以影响头脑，使它的功能变化。

很少人知道脑下垂体型的人被认为是"灵魂品质"比较丰富的人，这包括直觉性、创造性、诗的表达力和艺术气质，同时他的性能力也很强。

认识你自己

当读者尝试从上述各类型中找寻适合自己的特性时，他一定会发现自己不完全属于任何一种类型。正如谢尔登医生所指出的，个体常常都是异于统计的。我们大部分人都是这 3 种基本腺型的混合，其中有一型最显著且决定我们的身体和智力的造型。我们都知道我们或属于起床就预备征服世界的"白天人"，或属于到晚上才开始活动的"夜间人"；同时我们也知道这些不同的代谢形态，如果我们放任它，是会毁坏婚姻关系的。以上文所讨论的人格和体格为线索，我们可以对自己做一重要的探查：因为"认识你自己"一向都是哲学家的第一座右铭。

虽然无法明确地分别出所谓完美的人是属于哪一类型的，但这里有一个方法可以决定哪一个腺体是真正起带头作用的。例如，如果将任何腺体的正常值定为100，那么，正常的脑下垂体、肾上腺和甲状腺都应该是100，他的腺体方程式应为：

脑下垂体　　100

甲状腺　　　100

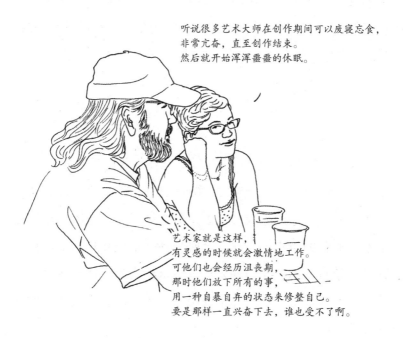

听说很多艺术大师在创作期间可以废寝忘食，
非常亢奋，直至创作结束。
然后就开始浑浑噩噩的休眠。

艺术家就是这样，
有灵感的时候就会激情地工作。
可他们也会经历沮丧期，
那时他们放下所有的事，
用一种自暴自弃的状态来修整自己。
要是那样一直兴奋下去，谁也受不了啊。

肾上腺　　100

但是，如果脑下垂体型的甲状腺与肾上腺不足，它们的方程式可能是：

脑下垂体　150

甲状腺　　50

肾上腺　　100

这个方程式代表懒惰的空想者。但是如果发现脑下垂体是150，甲状腺是100，而肾上腺是50，这就是天才了——因为他的低于正常的肾上腺素是一种高度的赏赐，他必须不停地刺激它们，因此他过度利用食物中的刺激物如肉类、咖啡、茶和食盐，或是求助于酒精及麻醉剂。当他成功地鞭策他的肾上腺，令它的活动高达100%时，他的脑下垂体和甲状腺将受过度刺激，因此他的方程式如下：

脑下垂体　200

甲状腺　　150

肾上腺　　100

在这种状态下，他最希望工作，创作一些完美的艺术作品，结果将是绝妙之作。这绝妙之作可能是一部交响乐、一首诗、一幅画、一件雕刻品或一部杰出的文学著作。过度刺激期后是不可避免的沮丧期，在这个时期他不能创作任何的东西，处于自暴自弃的状态。如果没有了这沮丧期，让艺术创作的火焰不断地燃烧，肾上腺早晚会完全被破坏，而造成悲剧性的过早死亡。

无论这是否幸运，我们当中很少有天才，这取决于你生命中的目标是什么。但我们都希望了解我们是哪种类型的人和彻底明了我们与亲友间令人迷惑的差异。

经由腺体的分类来医治病人

当一个医生明白了这些，便可以用腺体类型来知道我们是否会长寿或短命，或者是否会患一些特别的病症。

在我档案中有一个很戏剧化的病案可以证明，我如何利用体型和内分泌的科学来获得一个人患病的知识——一个如何把内分泌的不平衡状态恢复的线索；一个经由何种替代性排除途径的学问；用什么食物来医治他；最后，用什么膳食来保持他以后的健康。如果不知道他的体型和他的内分泌系统，我便如同在黑暗中摸索而不是走在康庄大道上了。

有一天早上，一位十分忧虑的妇人扶着她丈夫进入我的办公室。他先生十分虚弱，呼吸短促而且寸步难行。因为举止费力的关系，他面色潮红，我立刻扶他到检查台，让他休息。等他呼吸稍为顺畅之后，便告诉我他的妻子开了 104 千米才来到我的办公室。

他是一家大公司的主管，他的公司出版 26 种杂志，并雇有 1100 名员工。他告诉我直到一年前他的身体状况都是非常良好的。当他生病时，他受到 18 位当地杰出的医学专家们的照顾，在亨丁顿纪念医院治疗了约 4 个月，但都没有起色。

他的第一个病状是结膜炎，眼睛因而变为血红色。然后他染上肺炎，为此他注射了金霉素。次日他的嘴巴里出现细小的发炎区，像口疮，并慢慢扩展，直至他的嘴、唇和喉都有红色的发炎组织硬块；有局部疼痛、身体虚弱和呼吸急促。那时他被送至亨丁顿医院会诊。医生们无法诊断它是多形性红斑或是天疱疮，因此以静脉注射肾上腺皮质素4个月，以减轻他的喉痛并使他吞咽时较为舒服。

这段时间，他每天大量用药，不久他便出现急性心脏纤维性颤动（心脏的剧烈扑动）。于是他的医生改变治疗方法，从皮下给予他可的松，后来更以丸药口服。不久他出现了库兴氏综合征的病症，呈满月脸和隆肉 。不幸的是，这个治疗无多大作用，他的抗生素账单约为1500美元，而且每天需给以价值超过350美元的丙种球蛋白等其他的药物。这个时候，他的医生同意他对治疗无反应，他的预后非常不理想，同时他的眼科医生预言他在3个月内将变成瞎子。

然后，在那天早上，这些问题都陈列在我的检查台上。

检查后显示，他是一个高大、发育良好、肌肉发达的五十多岁的男人，他的脸血红，眼色火红，嘴唇、口和喉均布满疮面；他有很严重的疼痛，吞咽困难。当我研究他的腺型时，我特别注意他的耳垂，厚大而均匀，这是肾上腺型的特点。这也给我一个如何检查他的肝功能的线索，这些研究使我相信如果我能够改善他的肝功能，中和他的血毒，他也许会有获救的机会。他的甲状腺和脑下垂体也在勇敢地尝试替代肝的排泄。

他身体的红细胞增多，血液循环慢，导致组织缺氧。红细胞被药饱和，使得它们不仅不能传送氧，反而增加了自个儿本身的重量。当他站起来时，这些细胞下沉到他的腿部造成蓝黑色皮肤。肝检查显示他的肝脏肿大并有慢性充血，静脉压升高。在他的背部皮肤做试验，结果显示肾上腺皮质素在"鞭策"他的心脏，以平衡强烈的静脉压。我断定他最严重的并发症是药物引起的毒血症，一定要在他的继发毒血症（导因是他的口疮）发生前解除它。

这些损害是他的唇、喉和口腔黏膜被迫做替代性排除的结果。

这些排泄道路受甲状腺控制，肾上腺被肾上腺皮质素刺激后，便强迫毒素经由肾、肠和肝排除。因此，肾上腺便通过提升血压来配合增高的静脉压，否则就会使他的心脏扩张而导致死亡。

我告诉他："你的康复依赖于自己排除血毒的能力，而这些血毒是由所吃的膳食中的毒质组成的。首先我们要尝试减轻肝脏的工作压力，它被迫过度运用了。为了要尽可能给它休息，你一定要躺在床上静养，并以少量特别的蔬菜汤斋戒。一定要消除所有无用红细胞，并从身体排除它们的毒素，因为这对肝脏和脾脏来说都是负担，以致它们不能正常地消化和吸收食物，这也就是我要你以蔬菜汤来斋戒的原因。我希望能从你的尿液和粪便检查中获得有血毒减少的证据。"

他问："我需要停吃药物吗？"

我告诉他："不要，这段时期不能减少药量，因为这样会危害你的心脏。"

一段时间以后，我们都很高兴看到他最痛苦的症状有所减轻。1个月后，需要加入水果和果汁到他的菜单中，也尝试食用一茶匙的新鲜羊奶。他很配合，以前对康复的绝望表情和恐惧也消失了，他开始感觉舒服多了。

现在我觉得应该是减少肾上腺皮质素的时候了，以星期为单位，我将它的量极轻微地逐渐减少，并且小心观察他的心脏。对病得这样厉害的病人，这是一个极端危险的过程，因为当肾上腺皮质素减少对心脏的刺激时，肾上腺也随之有较小的刺激，而除非改善肝充血现象使静脉压能成正比地减低，否则便很容易造成静脉血压不平衡而致死。药物的撤除需时数月，在切断药物供应后的数星期内，我每隔4小时便小心观察病人一次。那时他的满月脸和巨大隆肉已经消失了，我分次给予他增量的水果和蔬菜及每天约200毫升的新鲜羊奶。但是毋庸置疑，他的康复是一件缓慢的事：他总共花了11个月的时间才使尿液的深颜色和酸度，以及粪便的臭味消失。

一张膳食表终于制订出来了，它包括下列东西：

·早餐：1块麦饼／100毫升生羊奶／4颗炖过的干梅子

·午前：200毫升生羊奶

·中餐及晚餐：200毫升蔬菜汤／0.5千克熟豆角／1块白面包和奶油／200毫升生羊奶

·下午：200毫升生羊奶

你现在情况好很多了。
谁能想到一年前那个呼吸困难、浑身是病、
马上就要失明的人现在是如此健康呢。

这一年医生从我的食物入手，
在各方面减轻我的痛苦。
至今我还贯彻执行他给我开的食谱呢。

采用这个膳食的结果，他基本康复了。他不再觉得嘴痛，视力也比以前好多了；他能够把高尔夫球打得更远，在家里也没有什么不能做的粗重工作，包括爬梯子和修理屋顶。

检查他的心脏，发现血压和内分泌平衡状态以及尿液和胆汁中的化学成分都很正常，肝功能也很完好，没有体液过多的症状，也没有其他病变。这是他 5 年来一直都在我照顾之下的结果，他现在仍然很小心地继续他的膳食疗法。

3 种腺体型病人

如果一个医生对内分泌学有研究的话，他常常能够预测疾病的过程和结果。假设当他经过一间住满了肺病病人的病房时，由于病人所属的各种腺体型是相当值得注意的，他会很容易分辨出3类人。

■第一类：甲状腺型病人

瘦小，像竹竿般的甲状腺型人，腺体方程式为：脑下垂体75，甲状腺100，肾上腺50（这表示此人的脑下垂体已有25%程度的损害，甲状腺正常，肾上腺只有正常功能的一半）。由于脑下垂体和肾上腺已不正常，正常的甲状腺会有过度扩张的趋向。所以病人会变得很兴奋、神经质，常常改变主意和换医生，并对医院的照顾和膳食不满意。他有排气（放屁）、消化不良和便秘的烦恼，你说这种病人是否是对主治医生的考验呢？

纵使强迫他进食，要在他身上长肉也是绝不可能的。事实上他的体重下降得太快，使人对他骨瘦如柴的外表感到恐惧。他是盗汗冠军，属于湿透型的，当他的肺部出现空洞时，就算治疗也不能控制它们的扩大，这种人常有肺积水的现象。因为无法让他完全放松休息，这些甲状腺型的肺病患者，其病情往往会加重，很少有患肺痨后能活过一两年的。他们的尿液经过实验诊断后证明其有肾功能障碍，尤其是对碳酸盐、磷酸盐和硫酸盐的排泄。血液检查显示有严重的继发性贫血和白细胞过少，沉降率有很明显的不正常现象。

■第二类：肾上腺型病人

如果说甲状腺型肺病患者是护士生涯的"致命药"，那么肾上腺型肺病患者便是病房中最受欢迎的"滋养丸"了。他们快乐、随遇而安并充满欢笑，从不感觉忧愁，时常对新的并发症一笑置之，在医院中算是最有耐性的人了。

肾上腺型病人很容易增加体重，他一天中最高兴的事莫过于听到餐车推进大厅时的声音了。他的消化情况良好，很少会便秘，也可以比其他类型的病人忍受更多的药物、手术和肺出血。他的腺体方程式为：脑下垂体50，甲状腺25，肾上腺100。这种病人常会因为症状被压抑了或基本康复而出院，他康复后需要的治疗是静养和新鲜空气。验尿会显示肾功能、血液检查和沉降率都属正常。

■第三类：脑下垂体型

现在我们所遇到最麻烦的一种便是脑下垂体型。腺体方程式大约为脑下垂体100，甲状腺75，肾上腺25。这便构成了一个棘手的难题：他那被耗尽了的肾上腺让他很虚弱，有紫绀、手脚发冷、消化不良和便秘的病状。而脑下垂体的亢进增加了大脑的刺激，使他很难忘记他的职业，尤其和心智有关的时候。他整天地想前想后，对照顾他的医生所提的问题就算是拥有3个脑子的人也回答不了。

除了对疗养院的环境感到不快外，他那用之不竭的性能力为了找寻正常的发泄出口，会对他的肾上腺做更大的透支。任何的女性，无论是他的病友、护士或清洁工人，都是他猥亵弹幕下的目标。另一个严重的干扰是他对咖啡、酒精或麻醉品毫无节制的需索。这类型的病人很少能康复，他们看起来都是高瘦的，鼻子或嘴唇为紫色，用拐杖蹒跚而行，常常充满忧虑。

他们患肺痨的年龄越小，病状就持续得越短，也越快完结。我们毫不稀奇他们对性的过分要求与自我消耗，无论是正常的或是手淫，都会持续到他们死亡为止。有很多死于肺病的艺术家都属于这一类型。这再一次证明了性中枢是在脑下垂体的内部部位，甲状腺和肾上腺不过是加强其作用而已。

你有没有发觉你自己的全部或一部分属于这3种腺型中的一种呢？在有经验的医生眼中，通常他比你更了解你的情感状态，因此能够把治疗指向你的内分泌系统——这个系统与情感的状态有关。

所以你现在应该明白腺体的特征不只是提供一个病人分类的有趣方法，同样重要的是，能够帮助医生了解病人的心理行为和气质，突破其心灵枷锁。并且如威尔·米切尔医生所说的：从心灵的角度来彻底了解病人。

医生和病人间相互了解越完全，越有良好的合作。只有在这种情况下，治疗才有成功的希望。

第三章　健康何时被袭击

妈妈，我们为什么总是喝水，
还会觉得口渴？
为什么不能像动物世界里的
沙漠羚羊一样，从食物中得到水？

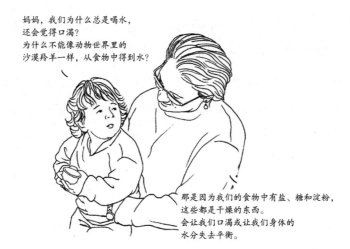

那是因为我们的食物中有盐、糖和淀粉，
这些都是干燥的东西。
会让我们口渴或让我们身体的
水分失去平衡。

"医生，我的孩子可好？"差不多所有产妇的第一个问题都是这样，我已听了无数次。如果每位母亲都希望生一个真正健康的婴儿，为什么在婴儿未出生之前不当心自己？为什么她在小孩由幼儿到成人期间，供给不适当的食物而招致不健康呢？

第一节　疾病什么时候袭击儿童

真正健康的孩童，始自母亲的子宫。但是现今的母亲并没有给予胎儿一个合宜的生长环境，因为她的身体里有不适当的食物、药品残渣、咖啡酸等的废物和烟、酒的毒素。而发育中孩子的饮食不当、缺少在新鲜空气中的运动量等原因，大大地给予疾病攻击的机会。

每一位医生都知道他的病人有满脑子急切的问题，他虽然都能够解答，但时间上不允许。

因此，我希望在本章解释各种疾病的性质和原因，指导你们如何经由适当的处理和膳食，保养好身体。许多年来的学习经验，让我了解疾病及食物之间令人迷惑的关系，我相信奇妙的人体被疾病击倒后，能够经由正确的食物得到缓解。但是在这里我只能提供一些关于复杂的疾病最基础的认识，而这些疾病每一个都可以写成厚厚的专著。

你的孩子为什么生病

"医生，我的孩子可好？"差不多所有产妇的第一个问题都是这样，我已听了无数次。如果每位母亲都希望生一个真正健康的婴儿，为什么在婴儿未出生之前不当心自己？为什么她在小孩由幼儿到成人期间，供给不适当的食物而招致

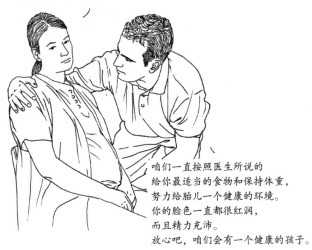

我能不能生个健康的宝宝？
看着肚子越来越大，我也越来越担心了。

咱们一直按照医生所说的
给你最适当的食物和保持体重，
努力给胎儿一个健康的环境。
你的脸色一直都很红润，
而且精力充沛。
放心吧，咱们会有一个健康的孩子。

不健康呢？

20世纪称为"儿童的世纪"，因为人们对小孩的身体及心理成长很关注。但举目四顾，哪里看得到完全健康的小孩呢？事实上，家长们都渴望能养出健康的下一代，最近25年来出版了几万本关于如何照顾小孩的书，那么为什么仍有这么多流鼻涕、疲乏、过敏、发热、孱弱、贫血、近视、满面粉刺、过瘦或过胖的小孩，坐满了小儿科及全科医生的诊所呢？

答案很简单：一是母体并没有给予胎儿一个合适的环境，因为她的身体系统里有不适当的食物、药品残渣、咖啡酸等的废物和烟、酒的毒素。二是发育中的孩子饮食不当、看电视时间太长、常以车辆代步、在新鲜空气中运动的时间太少。

　　当我深知健康、快乐的婴儿能使在医院育儿室窗外观望者的心情如何的愉快时，你怎能怪我不义愤填膺呢？我也知道脸上闪耀着健康光辉的产后母亲是多么可爱。当我说你可以从我的产科病房找出红润、可爱而精力充沛的病人时，我想这不是我在自夸。我的病人不会有胸部松软平坦、发热、腿水肿、乳房并发症或子宫的毛病，除少数例外，9个月都在我照顾下的孕妇都能平安无事。在怀孕期间，病人吃适当的食物，保持适当体重，清净有毒血症的系统，以给予胎儿一个健康环境。她们的日常活动都是轻松的，结果是她们的小孩长大后都比一般的儿童健康。

　　一般小孩的健康状况相当不好。试想一下，在美国，每一个婴儿出生高峰期都有约35万个小孩出生，有人计算过把一个婴儿抚养成人需要花费12万美元以上。统计学上显示（1948—1952年）有52%的青年人因身体及心理问题不能服兵役。这是否因为他们的父母太穷以致在他们孩提时代没有好的食物呢？不是的，他们中有很多是被过分溺爱的小孩，他们的身体被各种添加化学剂的糖果、饼干、冰淇淋、含糖的可乐饮料、浸于糖浆中的松饼、爆米花及巧克力牛奶等塞满，却得不到那些重要的蛋白质、碳水化合物、脂肪及维生素。

　　孩提时期应是最健康的，因为这时他们的内分泌腺及肝脏都有最好的功能，可给予孩子应有的消耗、不竭的精力和无瑕的排泄功能。他的骨头应如橡树般强硬，牙如象齿般耐用，毛发浓密且富有光泽。

但是相反的，一般婴儿满身带着母体的毒素及一肚子胎粪来到这个世界。事实上，他体内含有太多毒素了，就算有最细心的照顾，至少也要3年光景才能把承继而来的出生毒素清除干净。

大自然已尽量清洁母血，她将不纯之物转移到婴儿身上，所以头胎婴儿是受血毒最多而最难养育的。旧时代流行大家庭时，第五、第六或第七胎的小孩多有不同寻常的身心活力。但当母亲生下第十或第十二胎时，小孩常会出现因母亲的腺体退化或耗尽而来的各种疾病症状。

头胎小孩常给母亲及医生带来很多问题，例如当孩童的蛋白酸过毒时，便会形成蛋白酸毒血症，先是严重，然后较为轻微，再是单纯化或慢性化了。我相信这些情况的结果将会是早期癌症（少有），而后是白血病（血癌）或其他各种形式的生长较慢的恶性肿瘤。毒血症浓度低的将会引发风湿症，有时伴有心瓣膜并发症、小儿麻痹症、白喉、皮肤病或扁桃体炎。关于头胎婴儿问题的理论是我个人研究出来的，有数位医药权威专家亦同意我的见解。

如果母亲患有结核病，特有的肝缺陷也会遗传下来，于是婴儿便会受其影响而患有早期粟粒性结核。如果是淀粉消化不良而致毒血症的话，小孩将有黏膜疾病：由婴儿期轻微的呼吸不畅到孩提时期的长期流鼻涕。发炎的黏膜都是细菌的温床，因而带来传染病。当这种小孩进入幼儿园，就会出现感染、发热和肺炎，使母亲饱受惊吓。如果血毒的来源是脂肪酸，则会有痤疮（青春痘）、睑腺炎、疖和疔等。

有害的废物才是致病的主因

大体上小孩生病的先兆是身体不适、疲倦、呼吸道有黏液渗出、长红斑、恶心、呕吐及发热（有时没有）。这些常见症状通常表示：血中有毒物；肝不能够完全把毒物氧化或中和；那些讨厌的酸正由黏膜及皮肤找寻替代性排泄的出路。

病菌、病毒及其他微生物也常出现，但它们不过是以有害的废物为生，像是清道夫而已。在我们为了巴斯德破除疾病是魔鬼所引致的信念，代之以病菌定理而向他致敬时，我们也不能忘记毕善。他是现代的巴斯德，他强调培养病菌的化学背景也同样重要。人一定要在这两种病因中选择一种：或由不良的生活及饮食习惯造成的有毒背景，或是由躲在暗处随时袭击那些无辜和无防备的受害者的神秘微生物。如果是后者，那么治疗就得依靠破坏这些微生物的方法了。

在讨论病菌及疾病时，我们要知道病菌吃什么，这和了解细菌本身同样重要，因为病菌不能生存便会死亡。这个解释说明了先天或后天获得的有害废物的重要性，以及它和孩童疾病的关系。

■ 麻疹：孩童时期的疾病之首

现在已知麻疹是一种病毒，生长在上呼吸道的黏液分泌物里，它是否有传染性则要视被替代性排除的有毒废物的浓度而定。病症依下列的顺序出现：首先身体不适，疲倦，表示肝有毒血症；其次是发热，表示肝脏正在企图氧化毒素；再来是发冷、流鼻涕及咳嗽；最后是表皮出现红斑。当肝不能氧化所有毒素时，甲状腺便以第三道防线的姿态帮忙把毒素从内皮或黏膜清除，成为有刺激性的卡他渗出物，另外又透过外皮成为红斑。如果连眼睛的黏膜（眼结膜）也被波及，就会有红眼及畏光症出现。

生病的孩子多数不想吃东西，动物有病时亦不进食，但有时他们也会吃或被强迫去吃，因而各种并发症随之而来。请不要强迫生病的小孩吃东西。

如何治疗麻疹呢？将它看作严重感冒处理是最好的。沐浴或用海绵擦澡可增加皮肤的排泄，帮助降低温度。灌肠剂可以带走卡他性的肠排泄物和由肝脏排除的有毒胆汁，在患病时期，每天可用此剂 1～2 次。除了碎冰块外，严禁由口进食，如果口渴而热度不退时，可喝稀释的果汁。在体温恢复正常后 24 小时内，可吃熟的非淀粉性蔬菜和生的或煮过的水果。2～3 天后，待红斑褪尽，就可以恢复正常的饮食了。

用阿司匹林或同类的退烧药品是危险的，因为它会麻痹神经末梢，产生好的假象，且会加深肝的毒血症。其他用以压抑皮肤红斑或卡他的药，有驱使毒素内侵而伤到内部器官的可能。孩子需要身体上的休息，要卧床静养，同样他的黏膜、皮肤、肝及肾也要有化学上的休息，这只有禁食才能做到。

我相信麻疹是孩童时期的疾病之首，它是由淀粉和糖所引起的毒血症所形成。百日咳、喉炎、肺炎、脑膜炎、流行性感冒、鼻窦炎伴以浓厚的鼻分泌物、火眼、支气管炎及哮喘也都是如此。自然的解毒药是稀释的果汁，如苹果汁、橘子汁、葡萄柚汁、菠萝汁、木瓜汁及番石榴汁等。

我认为一大堆孩童的疾病起源于蛋白酸，不论是先天的或后天的。这些酸并不由黏膜排泄，而是经由淋巴系统排除。淋巴系统接触鼻和喉头的黏膜，扁桃体炎、咽喉炎、增殖体肥大、中耳乳突炎、白喉、小儿麻痹症、伤寒、风湿症和风湿性心脏病等疾病，都是因蛋白酸中毒引起。

乳品是发育中孩童的最佳蛋白质，但请记住，除了已经灭菌的外，其他煮沸、干燥、磨碎及冷冻成冰淇淋或加上各种合成维生素以及混以巧克力浆的乳制品，都不适宜作为食物。上述的这些乳制品会在小孩肠中腐化，然后生成有害的蛋白酸。

■扁桃体炎：防卫的第一防线

扁桃体是替代性排除最常用的场所，它是位于咽部附近黏膜的淋巴组织。当有毒的蛋白酸转移到腺体的表面，它们的刺激太强，就会使扁桃体组织急性发炎，称为扁桃体炎。有时，毒素未能到达扁桃体而困在颈部的淋巴腺，使之肿胀并使颈部疼痛，就会造成"肿核"。

因扁桃体位于表面且容易被触及，便成为外科医生乐于处理的目标，因而有无数的腺体被除去。但随后是手术的不良反应：咽喉发炎与疼痛而导致无法进食。后来，身体因为失去了这两个最有价值的出口，只得另外寻找一些接触黏膜的淋巴组织：鼻子、咽喉、鼻窦、胃、肠和盲肠的淋巴岛都尝试代替那牺牲了的扁桃体，于是便可能产生新疾病，盲肠炎就是最多的一种。

■小儿麻痹症

小儿麻痹症是比较少见的一种疾病，只有轻微的病症如发热、寒战及颈僵硬等，受害者约有2％并发不幸的肌肉麻痹。虽然我相信任何有害的蛋白酸都可能引起这个疾病（有人认为是上呼吸道淋巴导管排出的废物使病毒生存所造成的结果），但也深信小儿麻痹病毒最喜爱的某种酸，其普遍来源是由冰淇淋在肠内腐化而来。它常袭击那些吃大量冰淇淋的小孩。另一方面，我相信中耳乳突炎的毛病是小孩吃蛋或含蛋的食物的结果。

■风湿病：肉类是元凶

风湿病是一种对小孩最不必要的悲惨病害，主要是由于食用肉类食物或肉汤的结果。肉类虽然味道美，很诱人，但对小孩来说是一种很危险的食物。它产生的酸会替代性转移至关节，如果它在血中的浓度太高，心脏瓣膜（瓣膜对血中的酸很敏感）便遭到损害。风湿性心脏病或心内膜炎常出现在吃肉太多的小孩身上。

大自然提供的对抗蛋白酸疾病的克星是菜汁（生或熟的），最好是非淀粉类而适度稀释的。在急性病发时，最好仅吃稀菜汁或汤，但绝对不能吃罐装品。此外，有风湿病的小孩也不能吃盐，或以单钠谷氨酸、肉类或带肉的骨头煮的汤。慢性中毒的，如颈淋巴腺肿胀，可以用水果、蔬菜、淀粉和奶油（这虽然是一种乳制品，但也是一种不为杀菌温度伤害的脂肪）来排除孩童食物中的蛋白质，直至肿胀消失为止。虽然发育中的小孩需要较多蛋白质，但通常是他们食用过多或家长在小孩生病时才给他们食用蛋白质。请记住小孩成长比小牛慢，所以不像牛犊那样，需要那么多的乳汁，同时请谨记乳汁是食物而不是饮料。

■肝脏脂肪性损害

过量摄取脂肪对小孩亦有害。被称为"肝脏脂肪性损害"的问题，可能是先天或后天得来的。因为肝细胞受到干扰，膳食中的脂肪没有完全被氧化，便在血中循环成为有毒的脂肪。它们由毛发脂肪腺（每根毛发底部都有一个，用以润滑）或皮脂腺（滋润皮肤）排除。因此，我们会发现小孩患有头皮脂溢性皮炎（通常被称为乳痂），而痤疮、小丘疹、小脓（常见于胸、腹、生殖器及肛门）、睑腺炎、疖或脓肿（常由皮脂腺排除）也是排除多余脂肪的结果。如果连骨髓中的脂肪也被牵涉在内，结果便是骨髓炎（骨髓内脓肿），治疗全靠合适的排脓方法及除去食物中所有的脂肪，尤其是脂肪做的各种油酥。

■水痘：脂肪毒血症的受害者

因脂肪毒血症引起的最常见的孩童急性疾病便是水痘，这是一种极易传染的疾病，几乎没有小孩可以逃得过。我相信这个病是有毒的脂肪或脂肪酸由毛发脂肪腺排除所引起，而这些脂肪又是病毒的天然食物。这种微生物分泌物的化学灼伤，造成了此病的特征——疱，如天花及白喉，今已少见，早已被卫生工程师清除了。

退烧药与兴奋剂的滥用

孩童疾病的医药治疗约可分为两大类：退烧药及兴奋剂。在使用退烧药方面，阿司匹林是首选，它是石炭酸类。多年前，混有石炭酸的糖块已被引为减除痛苦、减轻头痛或退烧之用。

阿司匹林是德国化学家的高级合成品，是酚（石炭酸）类的衍生物，具有酚的所有化学性质，但没有石炭酸那致命的效果。服用阿司匹林后，检查小便可知酚的存在。酚（阿司匹林）可以麻木神经末梢，因而遮盖了痛楚，而头痛、疲倦或任何不适的症状也就消失了。它同样可以部分地妨碍甲状腺及肾上腺功能而降低体温，但酚衍生物会干扰肝及肝细胞的正常功能，因此，应用阿司匹林，有时可能是尝试招来另一魔鬼以赶走原有的魔鬼（病的毒素）。

小孩的发热是一种令母亲惊怕的病症，究竟发热的功用是什么呢？它是有害的过程吗？需要压抑或担忧它吗？或者我的孩子发热了，我来拿点阿司匹林。

这个药本身就对身体不好，不要给孩子吃。
先不要给他食物，帮助他减轻肝脏的负担。
多让他喝点水，稀释体内毒素，然后让他睡一觉。

它是体内尝试燃烧毒物的努力，以帮助快速除去这些毒物呢？

　　在儿童的疾病中，发热由肝脏开始。一个很强健和内分泌腺功能正常的小孩，它的毒素常为肝脏所消耗，他不会感到任何的疼痛或不适，他只有发热。如果小心触诊肝部位，可感觉到这个器官的温度升高了。事实上，舌下温度在40.5℃之下时，肝的温度会高达43.3℃。如果肝脏不能完全氧化毒素，便有部分逸入血流中，于是在内分泌腺的作用下，毒物便由黏膜找寻替代的出路。这可能在上呼吸道，形成流行性感冒、鼻窦炎、咽喉炎、扁桃体炎，甚至成为肺炎或者并发的支气管炎。经过这些过程，肝的全部能力便用来中和疾病的有毒废物，这由发热得以证明。

　　肝脏忙于排毒而不宜再受消化食物的干扰，只要没有进食，这个压力便得以解除。当除毒之火在燃烧时，大自然并不需要食物，因此动物及很多小孩在生病时都拒绝进食。禁食不仅能降低体温、除去痛苦并方便排除毒物，而且还可以减低肝的负担以防止严重的并发症如中耳炎、乳突炎和脑膜炎等。

　　作为一名医生，积累了半个世纪的行医经验后，我知道禁食（可吃碎冰、稀果汁或稀菜汁）在体温恢复正常后应继续24小时。有一个值得记忆的知识是如果没有进食，用物理方法或用灌肠剂可以在24小时内清除脏器内的毒素，血液则要3天，而肝要5天。

　　人们恐惧发热是因为误解了它，它其实是大自然用以帮助我们的方式，它不会有伤害，也不会有严重的不良反应，所以不应该用药或食物来压抑它。我见过不少病例由流行性感冒演变成肺炎，只因那焦急的祖母坚持要以鸡汤或麦片糊给小孩力量。当然这两种都是只含蛋白质与淀粉的液体，而肝脏所不能处理的就是这些。

　　第二类孩童疾病治疗法是用兴奋剂，这是一种化学物的"鞭子"，用以加强甲状腺及肾上腺的功能。早期被誉为小儿科之父的亚伯拉罕·雅各比，他每天都给有肺炎的小孩喝0.5升威士忌酒，这是他所用的主要兴奋剂。如今的磺胺剂、各种抗生素和类固醇都是常用的腺体的"鞭子"。它们的不良反应很大，令人难以置信，甚至比雅各比所用的酒更为有害。至少身体还能够很快地燃烧及排除酒精，而以兴奋剂刺激筋疲力尽的身体无疑与鞭策倦马工作一样，均是不智之举。相反应将它放牧于草地上，让它休息进食（在那里它可吃到洁净、高维生素的食物），给了它恢复体力的机会。

医药方面并无任何神迹及快捷方式。大自然的工作方式是缓慢的，有顺序的，如同树的生长一样，人们意图加速此过程反而会引发悲惨的结局。

毒胆汁造成婴儿消化不良

在所有喂食婴儿的难题中，消化不良是最令人担心的。消化不良的主要原因是有毒的胆汁，它常是酸性的，而实际上它应是碱性的，不适症状最常见的有腹胀气、肠绞痛、神经质和失眠。对母亲来说，明白毒胆汁的来源和原因是很重要的（毒胆汁通常是绿色而非正常的黄色），这对认识婴儿的疾病也有帮助。

血液是用以供给营养的，新生婴儿的发育经由 3 个过滤机制完成：第一是母亲的肝脏；第二是出生，这可作为抗拒有毒物质流回婴儿体内的第二道防线；第三是婴儿本身的肝脏，由脐带流入的血得先经它才可以进入胎儿体内循环。

残留在婴儿肝内的毒胆汁，会在婴儿出生后 3 年内渐渐被排除。在一定时间内这些有害的绿色胆汁被抛入婴儿肠内而排出体外，那时候，讨厌的婴儿消化不良病症就统统出现了。

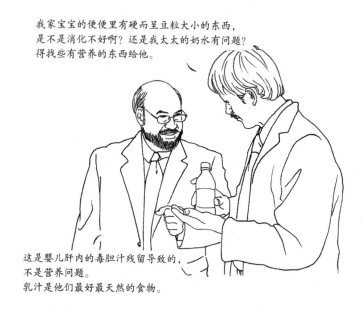

我家宝宝的便便里有硬而呈豆粒大小的东西，
是不是消化不好啊？还是我太太的奶水有问题？
得找些有营养的东西给他。

这是婴儿肝内的毒胆汁残留导致的，
不是营养问题。
乳汁是他们最好最天然的食物。

乳汁转变成橡胶状的凝结物，可在粪便中辨认出硬而呈豆粒
大小的东西；淀粉类和糖类发酵生成气体，带来绞痛及如刀
刺般的剧烈肠痛。就算是最好的乳汁也不易消化，这都是婴
儿肝脏的问题而不是营养上的问题。我们太注重婴儿的饮食
而不注重婴儿的肝脏功能，这使我们为患病的婴儿准备了各
种作为养料用的食物，在治疗期内，一种又一种地在婴儿身
上试验。如果他不因此而死亡，他便能排除足够的绿色毒胆汁，
因而可以消化一部分这种工业制品及合成食物。结果，谁最
后对婴儿做试验，谁便得到治愈这个婴儿的荣誉。

　　只有乳汁是婴儿的天然食物，它纯净、新鲜，最好是由

乳头直接到口中而没有任何掺杂物。天然的维生素不能用合成品来代替，只要婴儿的母亲体内没有太多毒素，母乳通常是最好的，羊奶其次，然后是牛奶。羊奶或牛奶都要稀释及甜化，使它的成分尽量与母乳相近。放置 24 小时的乳汁，即使冰冻，也会失去它宝贵的价值。另一方面，就食物而言，越是经过加热和处理，营养价值也越少。巴斯德的高温杀菌法虽然不好，但也不是全然有害，因为乳汁中的一些好成分仍然得以保存。高温杀菌法的需要，是对城市生活及物质文明的一种处罚，在加热式过滤后，罐装牛奶和奶粉只剩很少，甚至没有养分了。

当孩子茁壮成长时，便需要更多的热能来排除毒素，那些毒素都被孩子的肝透过胆汁抛出了。胆汁是肝脏的正常分泌物，正常的胆汁可与肠中的任何食物共存，不正常或有毒的胆汁则对脆弱的肠衬里有刺激性。当有毒胆汁使蛋白质、糖、淀粉、脂肪的正常消化作用停顿时，所有消化不良的恼人病症便随之而来。最明显的是胀气、肠绞痛、便秘或腹泻、精神不稳定及浮躁不安。

细心与大自然合作可战胜一切

在急性胆汁危机期间，消化系统是不工作的，所以最好限制饮食，只给以蒸馏水或是用煮过的、碱性的蔬菜汁（但不能有肉汤）做成的稀释菜汤。这种食谱也许要维持 1～3 天，待危机过后，再以乳汁喂养婴儿。开始时最好用稀的牛奶，一半水混以一半牛奶。

　　出生后的前半年，婴儿所需的最低营养量是每24小时448毫升的乳汁，吃牛奶的婴儿，乳品应用蒸馏水稀释，稀释的程度视婴儿的消化能力而定。当可以吃甜奶时，砂糖或蜂蜜比合成的糖浆、糖蜜、粉状乳糖或商品化葡萄糖要好。如果糖类引起胀气、肠绞痛、皮肤红斑、腹泻、肛门附近的皮肤焦黄及婴儿浮躁不安时，就应从婴儿的食物中除去糖类，直到胆汁的作用变正常为止。生命初期对淀粉及脂肪的消化常常不太理想，其后，如果仍有消化不良的现象，便不要再给这类食物了。

　　乳汁的适当稀释和喂食的间隔是一种艺术，这需要观察入微的母亲小心注意才行。乳汁与水的比例可能要随时改变，它的唯一准则是要看婴儿的反应及表现。

　　当母亲发现假以时日可以减轻她那有着毒胆汁的孩子的消化不良时，她将大开愁怀。现在他能忍受糖和果汁、水果和蔬菜，而且终于可以轻而易举地消化它们了。当你想用保健品或药物来压抑胆汁危机时，不论在什么情况下都是危险的。可以让婴儿的身体自行排除先天毒素，暂时性的姑息治疗法只会危及孩子未来的健康，很可能是使牙齿和骨头变形。耐心、有爱心的照顾以及果敢的决定会胜过忧虑、失眠和不规则的进食，而最终的收获会是母亲和小宝贝的健康。

　　美国诗人爱默生曾说："能够行走的小孩大概都是健康的。"在讨论儿童疾病时，我已用不少篇幅来说明"健康"

的原意以及侵袭那些发育不良孩子的各种疾病。我知道健康
小孩越多，则我诊所中成年病人便会相应减少。真正的健康
不是由孩童时代开始，而是始自母亲的子宫。

第二节　胆固醇和有毛病的心脏

　　肝细胞利用单纯脂肪合成胆固醇，为动脉壁衬里细胞提供可利
用的资源，并成为完美的润滑剂。当血中胆固醇的浓度增加时会造
成高胆固醇血症，也代表有脂肪、碳水化合物和蛋白质的新陈代
谢障碍，并潜伏了高浓度的毒血症，连带心脏与肝肾的功能也受到
损害。

胆固醇的作用与制造

　　当今最可怕也最被误解的词之一就是胆固醇，最没有知
识的病人也会激动地宣布："我不要让丝毫的胆固醇溜进我的
血液中，我对它知道的不多，但我知道它是有毒的。"

　　比较了解胆固醇的人也同样担忧胆固醇与心脏损伤的关
系，因为他们知道从受苦的病人数目来看，小儿麻痹症还只
是一个小病而已。根据统计，患心脏病死亡的美国人比所有
其他疾病导致的死亡总数还要多：每天有1300人死于心脏病，
亦即每分钟1个人。另外，脑溢血每日剥夺500个人的生命。

　　早在胆固醇成为家喻户晓的名词以前，我已经花了很多
时间去研究它以及它与心脏病的关系，以确定对人体有害的

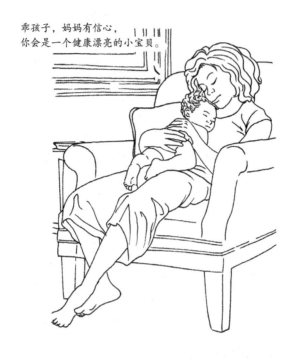

乖孩子，妈妈有信心，
你会是一个健康漂亮的小宝贝。

胆固醇是否由不纯的食物造成。

今日医学界正在热烈争辩一个关于胆固醇的问题：它是不是心脏病的元凶呢？什么是胆固醇和心脏病争论的根源？胆固醇是在你的食物、你的血液，还是在你的动脉中呢？首先，完美的健康要视动脉的情况而定，血液通过这些血管循环至体内每一个细胞。这股血流强劲得令人难以置信，就像山溪汹涌而下。但山溪的堤岸会被侵蚀，人体组织却不会被汹涌的血流所影响。为什么会这样呢？

动脉壁的衬里细胞为血管壁提供润滑保护，使人体不为

136

自己的血流所冲毁。构成这个显著润滑效果的重要元素是脂肪样的物质——胆固醇。

胆固醇这个词很复杂，它源于希腊文的字根 chole（胆汁）和 stereos（固体），以及拉丁文 olium（油）。它是最复杂的碳氢化合物，呈黄白色，有油脂般的触觉，是一个完美的组合，使它在保持血液顺利循环的任务中扮演重要的角色。就算从膳食中去掉了所有的胆固醇，它仍然会在血液中循环，因为肝脏是它的制造者。

在胚胎发育期，胆固醇由母血供应。出生后，婴儿一定要自己制造胆固醇。对婴儿最有用的脂肪——鲜奶油或奶油脂便开始供应所需，而肝的重要功能之一便是把乳脂合成胆固醇。当然其他的来源如蔬菜和动物脂肪也可以使用，但是在孩童发育早期，奶油脂是由母乳供应的。

由肝细胞利用单纯脂肪制造的胆固醇以适当的浓度循环在血液中，使之能为动脉壁的衬里细胞所利用，并保留在那里作为完美的润滑剂。当这些细胞破损时，它们与胆固醇便同时被抛弃，为身体所排除，而新细胞会生长并从血中吸收新的胆固醇。因此，胆固醇便连绵不断地进出流动，只要身体健康，胆固醇便会维持一个特定的浓度。

当分解过程快于合成过程时，胆固醇的生理浓度便受到干扰，于是血中胆固醇的浓度便全面增加而形成高胆固醇血症，也就是说血中有太多的胆固醇。

高脂肪膳食并非元凶

唯一可造成胆固醇分解过程比合成过程快的情形是动脉壁的病态。只要脂肪与油是天然未经加工的，就算是吃多了，也不会引起动脉疾病，身体只是将过量脂肪储藏起来而已。

当以非天然脂肪或是因过热而改变了的天然脂肪为食物，尤其是当脂肪的组成物与淀粉一同加热而变质（例如炸薯条）时，才会产生麻烦。我发现与淀粉一同加热的脂肪是不能被肝用来合成完善的胆固醇的。制造出来的胆固醇是变了质的，所以它不能耐久，很快就会崩溃和腐蚀动脉，形成各种形态的动脉疾病和动脉退化——包括动脉硬化（通常称为动脉壁的硬化或狭窄，失去它们原有的弹性）、动脉粥样硬化（指脂肪物沉淀在动脉壁，妨碍甚或阻塞血流）、冠状动脉血栓形成（动脉血液凝块阻塞心脏的血液供应）和动脉瘤（动脉壁内肿瘤的破裂）等。在这种种情形下，胆固醇在血中的浓度比正常的高出很多，如果医生能够在早期察觉浓度的增加，这个危险信号就会指导他研究病人脂肪的新陈代谢作用。

高脂肪膳食对动脉有害的观念在有人详细研究过爱斯基摩人的膳食后被否定了——虽然现在这个思想仍然流行。在爱斯基摩人的原始膳食被文明的精制食物污染以前，他们曾经是地球上最强壮和最健康的民族，全部以肉、鱼、家禽和大量的脂肪为主要食粮。他们的身体像海豹和海象一样，需要一层厚的脂肪作为绝缘体，以抗拒冰冻的气候；同时，也能够很容易地氧化他们的脂肪，成为热和能量的来源。

　　他们早熟也容易老化，但这并不是膳食的关系，严寒天气的考验和漫长的北极夜才是真正的原因。他们的骨头比任何民族来得硬，力气大得惊人，健康也是优于一般人的。虽然他们习惯高脂肪膳食，但是他们的血液中胆固醇正常，动脉也很完美。当探险家斯蒂芬森与爱斯基摩人生活在一起，采用当地的膳食，他立即获得优异的健康，于是他决定以戒食脂肪来做试验，选食他所能得到的最瘦的肉和鱼。数星期后，他变得又瘦又弱，他的爱斯基摩朋友建议他恢复大量的脂肪

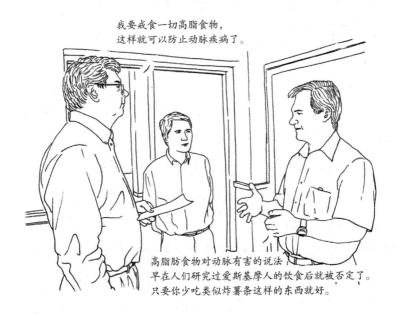

我要戒食一切高脂食物，
这样就可以防止动脉疾病了。

高脂肪食物对动脉有害的说法
早在人们研究过爱斯基摩人的饮食后就被否定了。
只要你少吃类似炸薯条这样的东西就好。

膳食，否则他将会死去。斯蒂芬森遵从劝告，很快地，他便恢复了健康。

医生和人体新陈代谢专家假设高脂肪或相类似的膳食可增加血中胆固醇是很自然的事，但他们似乎忽略了一个因素（也是我率先提出的因素），那就是正常膳食中的脂肪不单只是被过度加热改变，同时也因为和导致脂肪不适合制造完美动脉壁的物质一同加热而改变。

文明人的膳食越来越不是天然的了，人们不仅受脂肪新陈代谢障碍之苦，也会因碳水化合物和蛋白质消化不良而形成毒血症。我相信这是很多疾病，也许是全部疾病的主要原因。所以血中有高胆固醇表示有脂肪、碳水化合物和蛋白质的新陈代谢障碍，因而潜伏了高浓度身体毒血症的危险。

有益身体的脂肪来源

关于"饱和"和"不饱和"脂肪及其在膳食中的害处或益处有很多讨论，大家对胆固醇在心脏与动脉疾病中所扮演的角色很感兴趣，但是大多数人都没有真正了解它们。下面的例子可以作为饱和与不饱和脂肪最容易分辨的方法。

让我们想象有两个人：一个是正常的人，有两臂两手，能够拿东西；另一个化装成千手观音的样子，有很多挥动的手和臂。当正常的人拿两个苹果时，他的手便装满了东西；而当千手观音拿两个苹果时，他的手并没有装满，因为他还有很多其他的手可以拿苹果。两手的人饱和了，多手的人则不饱和（被苹果饱和或不饱和）。从化学角度上来说，正常人有两个空"键"但已经被饱和了，而千手观音则有很多"键"，没有饱和，空着的"健"能够攫取并固定其他化学物质。用化学实验室术语来说，多手比两手有较高的原子价。

实验室常利用碘元素测验物质的原子价，因为碘元素容易附上空键，所以多用碘元素来决定空键化合物的饱和点。将游离碘与某种物质混合，然后追踪它。如果该物质的空键已经攫取了碘，便没有游离的碘剩下来了，所攫取的碘的数目就称为原先未饱和物质的"碘值"。当物质达到饱和时，它的化学作用就改变了，刺激性毒素可以变为良性化合物。很多药物的作用便有赖于这个原理。例如，给予病人洋地黄就可使身体的毒物洋地黄化，给予碘化钾便可碘化毒物，所以碘化钾是古时毒血症的特效药。然而时下却流行用不饱和脂肪中和毒物，而不饱和脂肪只是医疗上的缓冲剂。

作为中和物或缓冲剂，不饱和的碳氢化合物能有效去除体内毒素。但是，有时我们不但没有保留不饱和的食用油和人造黄油的天然状态，反而让商业主义介入，改变了它们的熔点使其酷似奶油或其他天然酥油，以人造维生素充塞它们，然后加入单钠谷氨酸或谷氨酸、苯胺染色物、盐和微量的奶油或鲜奶油以造成特殊口味。其实，所有这些添加物除了可口和满足消费者的心理外，并不比被美化的油脂好多少。

那么，哪一种脂肪是有益于身体的呢？

答案是——天然、纯粹的脂肪。动物脂肪包括肉类脂肪、

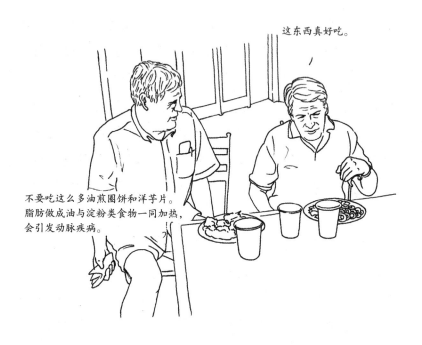

这东西真好吃。

不要吃这么多油煎圈饼和洋芋片。
脂肪做成油与淀粉类食物一同加热，
会引发动脉疾病。

器官脂肪、髓脂肪和脑脂肪；蔬菜脂肪来自豆角、种子、坚果、
鳄梨、香蕉和其他热带水果，如木瓜、芒果、椰子等。以它
们对身体的用处来看，不论它们是饱和的或不饱和的都没有
多大分别，只要肝是健康的，能够替血液合成这些脂肪就可
以了。

　　但是当饱和或不饱和的脂肪被用做酥油或烹调油时，它
们便会对身体造成很大的伤害。这就是说，当它们与其他食物，
尤其是淀粉一同加热时，便会对身体有害。炸面包或炸马铃
薯、油煎圈饼、薄饼、派的饼皮、糕饼和烤面团等全都会变
为胆固醇，当你吃这些人人喜爱的点心时，你得到的将是不

健全的动脉衬里、动脉糜烂和动脉粥样硬化。最强大的"敌人"是油煎圈饼、洋芋片与爆米花三者所连成的阵线（爆玉米花一定要先将烹调油加热，它才会"爆"）。

很多30～40岁之间的年轻人常有中风或冠状动脉毛病，因为他们觉得要享用正常的餐食，时间太仓促了，所以便养成一天吃数次油煎圈饼和喝咖啡的习惯。一边看电视或阅读，一边咀嚼洋芋片或爆米花是一种危险的习惯。熟豆角及其他蔬菜，如果用培根油脂调味，一定会变得不易消化。

心脏是血液交通的枢纽

慢性的变质胆固醇中毒症状可见于血栓闭塞性脉管炎，它的特色是动脉硬化闭塞及坏疽，多见于四肢。现在我们普遍相信此病是由抽烟引起的，燃烧中的香烟和纸的热"炸"出了香烟的油和焦油，以及烟叶和纸的碳水化合物，使得脂肪或油变成有毒物。虽然，值得高兴的是此病很罕见，但是仍然有很多人患有轻微的中毒症状：手脚冰冻，手指麻木和刺痛，颜色从正常变为蓝或白色，指甲和牙齿都有缺陷。大部分患有这种病的患者在尸体剖验时，都可发现损坏的冠状动脉。

现在，尤其是在发达国家，心脏疾病（包括血管疾病）对人类危害最大。小心地选择和使用膳食中的脂肪可以减少患病的人数。虽然人体是一个奇妙的机器，但是它也不能利用因商业目的而被严重混杂的食物来组成健康的组织。

心脏是身体的运输中心，它是身体最重要的肌肉之一，因为它需要压出血液至所有其他肌肉和组织。不过，假如要它工作，一定要有血可供它自用，这种血液的供应只要停止数分钟，心脏便会终止工作。

人的心脏状如拳头，在出世前已经开始跳动，随后便夜以继日地不停工作。生理学家告诉我们：当一个器官在工作期间，它的很多细胞是在休息状态。这个现象对心脏来说也是如此。虽然它不停地跳动，但是不只是在两次收缩之间休息，它很少动员所有肌肉细胞联合工作，除非是在紧急情况下。

这个不知疲倦的肌肉泵是一个不可思议的坚强的器官，它可以在需要时随时提供血。在危急情况下时，它可产生弥补性的伸张和扩大，直到器官增加到它正常体积的1.5倍为止。当这种情况发生时，所有心脏的肌肉细胞都用最适当的速率工作。幸好，冠状血管的迂回曲折特色也适合心脏的伸张，数日后危机过去时，心脏便恢复它原来的体积和平衡。

当然这个反应有一定的生理限制。在研究正常动物的心脏作用时，人们发现动物因为长久的逃亡或恐惧而引起的紧张并不会伤害它的心脏（这种未产生的伤害类似人类的"心脏病猝发"）。不过如果这个动物离开它的环境，它将会变得对疾病比较敏感。

生理人被病理人替代了

人类亦已经离开了他原来的环境：他不得不呼吸城市中的混浊空气，他要忍受感情上和体能上的压力和辛劳，他因噪音刺激耳膜而在晚上不能安睡，他要忍受人为的紧张、焦虑和有时因街灯引起的眼睛疲劳，他有时不得不喝含化学添加剂的水，吃被农药污染的食物。

在这样的环境下，本应是一个"生理人"的我们被"病理人"代替了。心脏变成和他一样具有病态而不能忍受压力与紧张。然后，它的心肌便无可避免地失去了它的肌张力，心瓣膜和腱索失去它们的弹性，血管变硬，心率出问题，心壁扩张，直到最终成为一个不能忍受任何辛劳的燃料筒为止。

这里有一些关于燃料的比较：

汽油因氧化而产生能量。汽油之于机器有如肾上腺素之于心脏一样，因为肾上腺素能够让心肌的耗氧量增加。

要调节汽车性能，需要一个汽化器以预备燃料，使之变为适合汽车使用的混合物。人类的汽化器是甲状腺。

但机器一定要有司机来操纵，才可使它正确地运转。人体的司机则是脑下垂体，这个腺体的纤毛神经细胞沐浴在流经它中间部分的血液里。这些细胞负责探测毒物并通过交感神经的直接传达来调节身体的抵抗机能。

在这里，大自然在创造人类机器上再度显现出她的卓越才能。内燃机要产生更多的能量，只能增加它的速度，而心脏不仅可以增加它的速度，还可以同时增加它的体积，从小机器变为大机器，稍后又恢复它原来的大小。

当汽车润滑不当，或燃料低劣、混合不当时，就有腐蚀、火星塞失灵、活塞破漏和动力消失的情况出现。我们非常珍惜保养我们的汽车，但却让我们的心脏不断地遭受打击，并且有时候是彻底地毁灭了。每天我们读报获悉某人暴毙的消息时，便会说："啊！又是心脏病发作！"它太普遍了，不由得让我们相信患心脏病是正常的。

当人体的生理规则被破坏时，心脏就会渐渐生病了。心脏的损伤程度要看血液中化学成分的改变以及各种损害引起肾上腺的突然过分活跃的程度而定。很多所谓的假性缺血性心脏病（由于血液不足引起胸部阵发性收缩的疼痛）严重发作时，可以从口或直肠送入带弱碱性的水，以此稀释体液来解除痛苦。这可证明心瓣膜的衬里对血液中的刺激物或酸是十分敏感的。正如麦金·马里奥在《近代化学的进步与行医的关系》一书中所说的：生与死之间的化学分别比自来水与蒸馏水间的化学分别还要少。

心脏功能失常

我们非常清楚身体是如何地坚持要保持血液的中性，也知道其他器官是如何作为缓冲物及循环中毒素的转运站。只有在这些缓冲物饱和后它才让一丝毒素流入血液中，但是这一点毒素常常是致命的。化学刺激能使心瓣膜受到很大的损害，所形成的炎症更会成为链球菌群落的基地。

我曾经指出甲状腺分泌物控制心跳的速度，而血中的甲状腺分泌物过量时可以造成阵发性心跳过速（心跳速度增加，常会高达每分钟 250 次）。有两个方法可以对抗这种情况：当肾上腺不甚活跃，而甲状腺过分活动时，任何对肾上腺的精神或化学的刺激常会让两腺体势均力敌而让心脏保持平稳状态的效果；另一方面，对甲状腺功能有强力抑制作用的胰岛素可以压抑甲状腺的作用。数年前，我被召出诊一个病人，他处在阵发性心跳过速的状态下已有六十多个小时了，看起来奄奄一息。每隔15分钟我给他15单位的胰岛素，3小时后，他的心跳恢复正常。

另一个应使病人警戒的情况是心脏有特别的断续节奏。这种没有节奏的跳动有两个原因：第一个原因是病人血中有过多的甲状腺分泌物，增加了忧虑不安的感觉。他警觉有突然

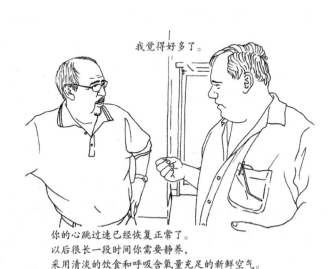

我觉得好多了。

你的心跳过速已经恢复正常了。
以后很长一段时间你需要静养，
采用清淡的饮食和呼吸含氧量充足的新鲜空气。

的痉挛，对于心脏的跳动，他有时没感觉，有时感到心跳加速，同时伴有头部的不适。不过临床经验告诉我们，这个疾病很少会带来严重的病态。第二个原因是心脏神经束有病理退化的情形，导致跳动不规律，引起心耳纤维颤动或扑动，引发心传导阻滞。

最普通的心脏失常就是所谓的心脏病猝发，差不多都是因为血中肾上腺分泌物的突然增加，结果是心瓣膜或肌壁的急性扩张或破裂引发出血，形成的血凝块会造成很大的伤害，同时无弹性的冠状血管也会破裂。所有这些变化或其中任何一种都足以使人暴毙。已经康复的病人也会出现这种情况，因为损伤只是来自心瓣膜或肌壁的过度扩张而已。静养、清淡饮食和提供氧气常会产生治疗的奇迹。

突然而来的"肾上腺浴"常以心脏病猝发的形态淹没病人，它是一种防卫机制，用以抗拒由化学或神经或是二者兼有的休克造成的急性毒血症。我要重复这个声明，因为我坚信这就是心脏病猝发的基本原因。

强壮的心脏需肝、肾来维持

假如肝和肾——血液的过滤器——不能克服突然而来的中毒，血中就会有高浓度的血毒，劳苦的重担便要加于心脏之上。血中的有毒物质会造成内积血，导致肝和肾的慢性退化，因为内积血干扰了它们的血液供应。我们可以用很多方法替这些过滤器解除过劳之苦，但这牵涉很多因素。肝的主要血循环是经过门静脉，肝积血时，这个静脉系统便有血液回压，造成多血症，也就是静脉压增高。

这种现象很容易测出来，病人可以自行检验来判断自己的毛病。这是一个测定静脉压增高的简单试验，也是一个很有价值的肝功能试验，而且不需要昂贵的实验室过程：背对镜子，由自己或请别人以指尖压着肩胛骨间的皮肤，然后放开，如果遗留着苍白的一片，那就显示有静脉压增高或多血症的病症，当静脉压正常时是没有苍白面出现的。这个检验法可用在身体的其他地方，如胸部或脚，结果是一样的。

虽然个人可能感觉很好，但如果这个苍白面在指压检验后持久不消，这就表示有麻烦了。静脉压增高时，它会在静脉血与动脉血之间进行有害的回洗，静脉血要进入右心房，如果增加右心房的压力，可能使胸部有重压感；心脏的左心室如果不能更强力地跳动，便会使人晕倒。动脉血与静脉血之间的不正常压力常使耳朵的血管有回流和漩涡的现象，从而导致烦人的耳鸣。如果这种压力是在内耳的半规管中就可能引起晕眩、恶心，甚至呕吐；如果在眼睛，便可能有结膜甚至视网膜出血。依此类推，身体的其他地方也是一样。

静脉容易扩张，结果会形成静脉或微血管曲张或出血。血液滞流的结果使心耳很难腾空。另一方面，肾小球是肾内的微小球状过滤器，供应肾小球的主要血流是动脉血，假如动脉血有毒，它会发炎而损坏。如果有部分肾小球出现损坏，那么流经肾脏的血容量也会跟着减少。为了供应正常容量的已滤过血到整个循环系统中，心脏一定要更辛劳、更快速地压出血液，以便能从肾取得需用的血量。这样一来，心脏一定要增加血压，对它来说，这无疑是紧急措施。强壮的心脏可以提高血压并坚持多年，而较弱的心脏便会扩张，最终在极端辛劳的情况下崩溃。

人们总是觉得，有心脏病比有肾脏病好。其实查看它们发病的原因后，你会发现二者之间并没有多大的分别。我们要记着肝和肾都是身体的过滤器，如果我们减少一点对心脏的过度治疗，而多关注并改善肝和肾的病态的话，心脏就不会如此"难过"了。

节制饮食是维持健康的良方

那么怎样才能做到呢？保障正常的肝肾功能，最合理的方法是不让这些器官承受折磨。诺贝尔奖得主圣捷尔吉·阿尔伯特说："空气的纯度、湿度和温度，噪音和兴奋的程度，工作，隔离等都很重要。而毫无疑问，我们与环境协调的最主要因素之一是我们的食物，因为食物是我们的环境以粗糙的方式进入我们身体的一种形态。"

如果要保持健康，适当选择食物，可以保障获得足够的维生素。以最简单的方式来说，每一件事情都与消化的化学作用有关：使用被污染的汽油的汽车将会运作不良，进食不良食物的身体也不会健康。因此适当的膳食是保证身体健康与正常心脏功能的养生之道。

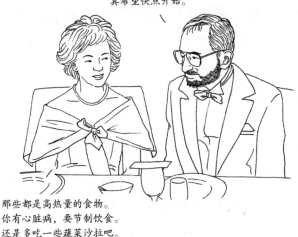

待会的餐会有很多我爱吃的东西，
真希望快点开始。

那些都是高热量的食物。
你有心脏病，要节制饮食。
还是多吃一些蔬菜沙拉吧。

　　心脏学家迈伦·普林兹曼特在他的《心脏病猝发》一书中说："冠状动脉疾病发生的重要因素之一（即使不是最重要的因素）是膳食，很明显我们总是吃得太多。原始人类不会如此，他们往往没有能力填饱肚子，而我们却以吃丰富的餐点当作富裕和豪华的象征。当一个美国人收入突然增加，比如加薪或有所成就时，便会与家人到外面吃一顿大餐来庆祝一番。'大餐'多是高热量的食物，它们给体内增加很多燃料，使之不胜负荷。在经济落后的国家，穷人不以丰富的餐食炫耀，也不会吃大餐庆祝，他们也少有冠状动脉疾病。"

　　节制饮食是金玉良言，尤其是有心脏病的人，应该谨记

151

食用丰富多样的食物是在给心脏增加重担，迫使它要压出额外的血来消化食物。次数较多的小量餐食比过量的一餐或有时饱餐有时挨饿的情况更好，餐后甜点和油腻的食物，包括肥肉和肉汁，应该让位给蔬菜汤、瘦肉、蔬菜、沙拉和水果。

时髦的仪器代表正确的结果吗？

我认为现在很多心脏病的诊断和治疗存在很多误导，民众被迫相信有病的时候，医生一定要采取行动，而且要快。原始医生穿戴彩色舞衣、羽毛和怪异面具，现在的趋势则是使用闪闪发光、尖声怪叫而气味难闻的机器，我们有时候甚至使用穿刺或震荡法来为病人诊治。我们也得承认很多病人乐意享受这些复杂的仪式。如有先见之明的奥斯勒爵士所说的："聪明地不做任何事情比以药物填塞病人更需要勇气的警句，早已被遗忘了。"詹姆斯·麦肯齐爵士也有同感，希望自己没有发明多波动描绘器——心电图的"祖先"，因为当他看见他的发明被滥用于诊断时，他很苦恼。

早些时候麦肯齐爵士曾强调说："我想指出一个事实：用自己的能力——而不借助机器的帮助——来检查疾病的方法甚至还没开始使用。"大医院的实习医生承认剖尸检验的结果常与心电图的诊断大有出入。

关于只凭心电图来诊断心脏病一事，各方意见不一。很多医生忘记了 30 岁以上的人做心电图检查时经常会出现"弧形"和"Q 波"结果。谈到心电图检查，爱丁堡大学著名的詹姆斯·汤姆森医生说："这个高度复杂的机器有很大的提示价值，并产生有趣的图表，但无法提示某些恶性的疾病，甚至在疾病的末期也是如此。例如水肿，有经验的医生一看便知，而这些非常动人的机器未显示丝毫迹象……"

汤姆森医生继续说："对心电图技术人员来说，病人是一个很快便被忘记的个体。临床上，当医生的注意力集中于那个发出低微鸣响和产生复杂记录的神奇机器时，病人便不再存在。而同时，担惊受怕的病人在胡思乱想，认为每一条蠕动的线都是可怕情况的铁证，对图表进行自我解析，这是不为医生所察觉的细节。对医生来说，病人已经成为机器的一部分，是一个产生更完美图表的重要附属品。我相信心电图是引起专家们误解的一个因素。"

很多医学界人士同意这个见解，尤其是弗朗西斯·罗森堡医生，他说："心电图不能告诉你心脏的全部情形，如果图表显示轻微的偏差，医生便会觉得他的病人工作太过辛劳，而嘱咐他放弃一些喜爱的活动。这样的过分小心，会使病人有严重的心理和经济负担。但是虚假的安全引起的过度操劳（比如玩命地工作、学习）的结局更悲惨。一个有心脏病的人康复了，他的心电图看起来和正常的人无多大差别，但在阅读的空当，他的冠状动脉可能有血块凝成，而于次日置他于死地。"

我不主张弃置心电图，罗森堡医生也没有，但是他和很多其他医生坚持只可接纳心电图检查结果的一部分，而且检验室的检验和详细的身体检查要相互印证。

　　有一个例子可以解释此点。一位年轻的美式足球运动员感觉不舒服，并有发热症状以及轻微的胸痛，他的医生替他做心电图检查，发现有一个不正常的心波形状，遂诊断为心脏病发作。3 年来，这个病人对他患有心脏病一事耿耿于怀，虽然他没有任何心脏病的症状。他变成了"半残废"，连最轻微的工作也不能做。再度详细检查后，发现他没有心脏病的迹象，他的心电图心波形状只不过是一个不常见的现象而

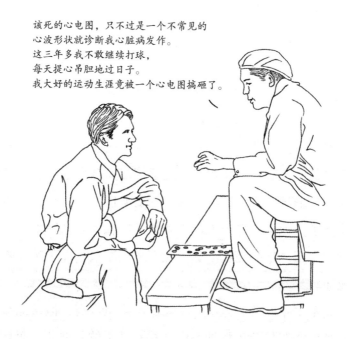

该死的心电图，只不过是一个不常见的
心波形状就诊断我心脏病发作。
这三年多我不敢继续打球，
每天提心吊胆地过日子。
我大好的运动生涯竟被一个心电图搞砸了。

已。但这位年轻人却拒绝相信他的心脏没有毛病，最后经过精神科医生多次做思想工作说服他，才将他从"心脏病神经衰弱"中解救出来。

麦肯齐爵士有一天关闭了他在伦敦的诊所，回到他的出生地，苏格兰一个小镇。他的兴趣慢慢改变了，他要研究人体的正常情形以及如何保全它——真正的预防医学。在伦敦，他发现他的病人多数是无可救药的，现在他希望能解答令人深省的问题：是哪些坏习惯带来疾病？

通过他的行医生涯和观察，他得到3点结论：

1. 疾病是长期发展过程的结果。这个过程开始于生命早期而最后让毒素填满了身体。

2. 不良的饮食、生活和思想习惯是疾病的主因。

3. 同样的毒素如停留在关节，便引起关节炎；在肝脏引起肝炎；在肾脏引起肾炎；在皮肤引起皮肤炎；在胰脏引起糖尿病；在脑则引起神智错乱。

但是麦肯齐医生所发表的研究报告大部分和心脏损坏有关，他认为心脏的损害同样是毒素造成的，他的结论是心脏常被身体的化学干扰所打乱。而我自己对心脏病人所做的研究也证实了他的理论：当心脏并未受到太严重的损害时，只要能够排除化学的干扰，病人通常是可以康复的。

第三节　肾脏的缺陷与血压

肾脏是保持血液和身体组织内的水分、盐分浓度平衡的自动控制器官。当流经肾小球的血液受到干扰或肾小球为疾病所损坏时，血压便大大地升高。一旦形成高血压，用以降低血压的药物便不再有效了。

当莎士比亚写下"一个有如我的肾脏的人"时，他是在表示尊敬，他认为肾脏是代表勇气和高贵的器官。但在维多利亚女王拘泥于形式的时代里，作为排泄功能的一部分的肾脏，从不曾在高尚的社交场合中被提及。

现在我们不会过于拘谨了，但是我们的肾脏仍像肝脏一样地被人所"侮辱"。很多人不明白肾脏和肝脏的化学作用和功能，常常以自己不当的饮食后果来虐待它们。他认为自己的肾脏太愚钝了，故常要依赖一些广告里的肾药来帮助它。或者他会尝试用药物或其他的刺激物来鞭策它，甚至会饮下大量的水来减轻症状。

排除废物的忠臣

这个被滥用的肾脏是身体中最复杂的器官之一。我一直觉得很惊奇，它对压迫的忍耐力是那么惊人，它是那么勇敢，不断地为工作而奋斗，1分钟也不放松，永不懈怠。甚至在被毒物燃烧殆尽时，它仍做英雄式的挣扎，直至被毒血症毁灭为止。尿毒症与充血性心脏衰弱属于肾病的末期，美国每年因此类疾病而死亡的人数超过10万人。

肾脏作为一个神奇的过滤装置，虽然小得可以放在你的掌心中，却拥有约100万个独立的过滤单元，而且每一个肾脏都能在24小时内过滤约1700升的黏性液体。这种液体内含15种不同的化合物，肾脏在决定哪些是身体需要的以后，便吸收它们，然后把不需要的过滤掉。

肾脏的构造设计完美而且对研究者有极大的吸引力，要了解它很容易。人的肾脏共有两个，状若蚕豆，位于背部横膈膜下方，下端被最后的2～3条肋骨盖着。长10～13厘米，宽6.4厘米，厚3.8厘米，摸起来固实，重量约等于一个橘子的重量，是身体的净化器。肾脏主要的血液由心脏的大动脉分支供应，肾上腺位于肾脏顶端的上面，像一顶帽子搁置在肾脏上面。

肾脏的横切面分为三部分。外层是红黑色，1.3～1.9厘米，这层包含微小的球状体，每一个都在小动脉的末端，这些球体能把血液中的水分过滤出来。中层的颜色最淡，含有细网，有小静脉环绕着，这些管子带着滤出来的水分到中央排泄区域。第三层或内层称为肾盂，是一个贮藏库，把尿液经由一条长管（输尿管）输送至膀胱。前面两层并没有感觉神经，所以当有毛病时，并不会感觉疼痛。而肾盂则衬有丰富的感觉神经细胞，当有肾结石、过量酸尿或过量碱尿时，能把痛觉反映出来。输尿管和膀胱也具有这种细胞和感觉。

肾脏的血液供应来自动脉，是身体最干净、最红的血液，而肝脏的血液供应来自静脉，是身体最不清洁的蓝色血液。肾脏被紧包在一个强壮、无弹性的纤维组织囊中，而且是藏在脂肪组织里，以免受到物理性的伤害。

有很多人认为肾脏只是身体进行废物处理的一个单位，但因为有了肾脏，人类才能够如贺蒙·史密斯医生所说的"由鱼类变成学者"。

一些如鱼类的水栖生物移居至陆地需要在大气中呼吸时，便产生了肾脏。鱼类在温暖带盐的海里能利用它们的鳃以吸收和排除的方式来保持身体组织的水分处于某一浓度标准，就像我们的身体利用肺来控制空气的浓度一样。当某一部分古老鱼类最后发育出肺而变为空气呼吸者时，就必须要保持一个新的血与水的平衡，肾脏便因此进化而来。

因此，肾脏是保持血液和身体组织内的水分相同且稍带盐分的浓度的自动控制器。血清中的盐分与海水的一模一样，所以身体的细胞其实仍然是浴于海水中的。在进化的过程中，人类从未远离海洋母亲的保护，同样，每一个新生命都有9个月是在子宫里的母婴之海中度过的。

肾与新陈代谢

我们体内的水是由饮用或食用含有多量水分的食物（蔬

菜、水果、肉类、牛奶），或由糖、淀粉和脂肪的新陈代谢而来。当糖和淀粉或脂肪在进行新陈代谢时，它们逐渐被氧化至终末产物，包括二氧化碳和水（CO_2，H_2O）。这种水分被称为代谢水，通常都会被再吸收而为身体所用，二氧化碳则由肺部呼出。

代谢水的功能可由雄海豹的生活习惯看出来。在春天，这种极为肥胖的生物会游到北方沿岸，寻找它们的繁殖地。在那里它划地为界，发挥最大的战斗能力来保护自己的地盘。约一个月后，雄海豹到达，它便集合它的妻子们，攻击其他侵入地盘的雄海豹并使雌海豹受孕。三四个月后，它便往南

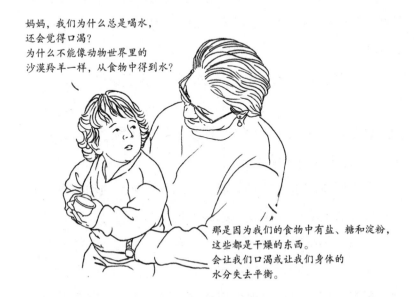

妈妈，我们为什么总是喝水，
还会觉得口渴？
为什么不能像动物世界里的
沙漠羚羊一样，从食物中得到水？

那是因为我们的食物中有盐、糖和淀粉，
这些都是干燥的东西。
会让我们口渴或让我们身体的
水分失去平衡。

游，变得瘦削、衰弱、憔悴，因失血而贫血。它在繁殖地时不吃不喝，虽然会定时排尿，但它的水分来源是代谢水，是脂肪代谢下来的终末产物。

另一例子是墨西哥的沙漠羚羊。它们从不饮水，原因很简单，这个地区并没有水。这种友善的动物从仙人掌、其他植物和自己的代谢水中获得水分，在九月至十月这段最热的季节里，它们根本没有排尿，因为都被用来保持身体水分的平衡了。所以，无论天气多么热，多么干燥，总有一些动物可以不饮水而活着。

在人类的天然食物中有足够的水分供应需要，所以通常情况下人并不需要饮水。但我们为什么会口渴呢？这是因为我们吃了太多的盐、糖和高浓度淀粉。这些东西通常都是干燥的。水果和蔬菜，尤其是在生吃时，含有70%～90%的水分，牛奶则高达85%，肉类为50%～60%。在甜瓜、木瓜、生萝卜、黄瓜、芹菜中的水分无疑比自来水管里的水有益得多。

肾脏的一个主要功能是除去血液中过多的水分。在碳水化合物的新陈代谢作用中，代谢水是终末产物之一，另一个则是二氧化碳，经由肺部排出。

经由肾小球过滤的水分需要依靠含氧丰富的动脉血。但当动脉血含有因不当膳食引起的不正常的杂质时，肾脏需要额外的氧气来加强排泄功能。这些额外的氧气是由肾上腺供给，大自然很巧妙地把这些腺体放在一起，使它的内分泌物肾上腺氧化酶可以很快地供应氧气，以克服肾小球在进行工作时的过劳。我在前面说过，人类由于不当的膳食增加了肾上腺的工作量，这种额外的工作量会使肾上腺过早被损坏，缩短人的寿命。

有很多药物和食物毒素都会刺激肾上腺把杂质经由肾脏白血液排出，这种暂时性的清理常产生显著的效果，病人和医生当然对这种奇迹非常满意。

例如不久前报纸上登载了一个患关节炎的跛脚者把他的拐杖抛掉的动人场景。在给予这个病人神奇的药物——肾上腺皮质素后，那些刺激关节（风湿性关节炎）的毒素便很快地由肾脏排泄出来了。但这个杂耍的最后收场没有在报纸上登载出来：这个病人由于肾上腺受到过度刺激而衰竭，关节炎变得更严重而且出现药物中毒症状。

不适当的输液可能会置人于死地

有关肾脏的另一个比较荒谬的说法是由于观察到喝水越多便排尿越多，人们被劝说每日饮水 8 杯，以便身体快速排除毒素。

注意，汗腺和肾脏都不能在短期内把大量的毒素自血液中清除出来而不伤害到心脏，所以这些毒素在血液中经常保持在低浓度状态。经过 5 分钟的大出汗或喝大量水后的 30 分钟里，汗和尿中都找不出含有毒物质的化合物，仅有一些清澈透明的水。24 小时后，血液中的毒素才会升到需要再一次排泄的浓度，所以每天流一些汗或比平时多喝一点水会对病人更有益处：一则可以减少身体温度调节机制的压力，二则可减低心脏的负荷。这总比不断地喝水以致身体需要把过量的水分带到其他地方的方法来得好。有时我们会发现给予静脉点滴和输血时会发生暴毙，这就是因为心脏不能负担过量的液体造成的。

虽然在给予矿泉水治疗时，大约有90%的病人感觉良好，但这个良好只是来自精神上的放松、环境的改变和休养而已。如果在家里休息一个星期，以水果和蔬菜汁斋戒，并常用加有泻盐和芒硝盐的热水沐浴，所产生的效果会更好，而且能够减轻肾脏和个人经济负担。这种治疗法还可以降低血压。

"脱水"是一个为大众和医学界所用的医学名词，其次便是可怕的"癌症"。这个词会令病人产生极大的恐惧，在极度害怕时，病人会同意自静脉中注入大量的液体，有如水疗一样。这些过量的液体被认为是用来稀释和冲去有毒物质的，最常用的混合物含有作为身体细胞营养的葡萄糖（糖加生理盐水）。但动物实验指出，由静脉注射的葡萄糖被贮存在肝、脾和其他内脏中，而不会被氧化成为食物。生理盐水常保留在组织中，看起来似乎能够减轻脱水的状况，但实际上并不能获得什么永久的益处。只是病人的外观看上去好转了。

当病人身体太弱，不能自动吸收液体时，就会有生命危险。如果因为恶心及呕吐身体无法保留液体时，可从直肠灌入。大肠吸收水分的能力比胃更强，用这种方法传递的水会任由身体接纳或排斥，而绝不是强迫收受。直肠只能慢慢地吸收液体，使用这个方法当然需要医护人员的耐性和时间。用静脉注射比这个方法快而且容易得多。但是静脉注射常常要冒着给病人的心脏或肾脏过量负荷的危险，还可能造成营养失调而另需别种治疗。虽然现在静脉点滴很流行，不过医学时尚有如巴黎时装，也是需要改变的。

也许我们会问静脉注射对中度肾脏毛病和高血压有什么真正的好处。只要肾上腺能够对它有所反应，这个方法偶尔会有暂时性的帮助。作为身体最坚强的保护机制，这些腺体对血量的突然改变有抗拒作用。额外的肾上腺分泌物刺激肾脏，使之功能增强以便排除毒素，但是绝不能鞭策"倦马"太久，否则它必将因而倒地不起。因此，即使这个治疗方法对病人有所裨益，也只是暂时的，甚至会弊多于利。

高血压是肾脏受损的表现

在医学界，血压是一个非常流行的题目，已有人写了很多关于它的书，人们尽很大的努力去尝试降低血压，并试用各种新药。我们都相信要尽快除掉所有异状，如发热、疼痛、神经紧张等，不过，要了解血压，一定要清楚心脏和肾脏的功能。

我已经解释过肾脏的过滤器——肾小球。健康的人每个肾约有 100 万个肾小球，动物实验显示，只要有 1/4 健康的肾脏，便可保持健康，而且动物的血压也维持正常。在这个情况下，约有 25 万个肾小球在做过滤工作。当肾小球出现化

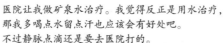

医院让我做矿泉水治疗。我觉得反正是用水治疗，
那我多喝点水留点汗也应该会有好处吧。
不过静脉点滴还是要去医院打的。

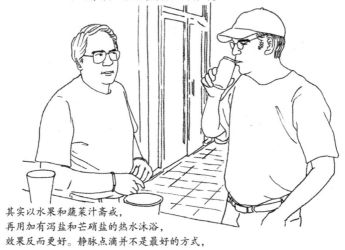

其实以水果和蔬菜汁斋戒，
再用加有泻盐和芒硝盐的热水沐浴，
效果反而更好。静脉点滴并不是最好的方式，
它是会使心脏负担过量的液体。

学损坏时，血压便开始上升。

　　为了简化说明这个问题，我改用较小的数目。假设 20 个
肾小球可以在 2 分钟过滤 1 个单位的血量而保持身体的健康
状态。假如有 10 个肾小球损坏了，除非是策动 2 倍的血流入
这 10 个肾小球，否则便不能于 2 分钟内有 1 单位的血量经肾
小球完成过滤。要策动 2 倍的血量，一定要提升压力，如果
心脏是一个良好而强壮的器官，便会加强跳动以提高血压。
肾上腺提供心脏需用的张力和能量以完成这个壮举，于是血
中额外的肾上腺分泌物也跟着提高了肾小球的功能。

我们从这个解说可以明白，升高血压是帮助病人的紧急措施，以及这个高血压的原因是肾损坏的结果。但是如果肾上腺过度疲劳，便没有提升血压的可能了。

现在问题发生了：是什么毒物损毁了肾小球呢？它们从哪里来呢？我们谨记肾脏能维持血液中的水分、口中所耗用的水分以及新陈代谢的水分等的平衡。每一种呼吸氧气的哺乳动物甚至鸟类、爬虫类都是如此，当膳食适当时，肝脏便会排除新陈代谢的废物，只有在肝脏不能正常地过滤血液时，肾脏才被迫做它们永不愿执行的功能。但是在履行这个功能时，肾小球会慢慢损坏，于是便造成肝和肾的功能退化。

虽然早已知道高血压与肾功能损坏有关，但是在哈利·戈德布拉特医生于30岁时做了一个引人注目的实验以前，它们之间的关系都不是很明确，也没有科学的根据。戈德布拉特医生从他的研究证实了3点：一是当流经肾脏的血液的流速受到干扰时，血压便会增高；二是只有在肾上腺执行紧急任务时，血压才会升高；三是一旦造成高血压，常用降低血压的药物便不再有效。戈德布拉特医生做了这个简单但最有价值的不朽实验后，一度广受推崇，可如今他的不朽之作被忽略了，似乎很少有执业医生知道它。

戈德布拉特医生的实验证实，血压升高是由于肾小球的血液受到干扰所致。损坏的肾小球阻碍血液循环，人体机制提升血压，以保障有足够的血液供应其余的肾小球，这样可以恢复肾功能。戈德布拉特医生主要以狗做实验，在实验的时候他只要夹住肾动脉的一部分，便可引起同量的血流干扰。动脉直径减少后，便要增加血压，才能使肾脏有足够的血液循环。实验证实此点，也证明控制着肌肉张力（心肌和动脉壁的收缩肌）的肾上腺能使血压增高。

肾小球与肾小管所受到的连锁伤害

引起肾小球退化最普遍的刺激物是食盐、由蛋白质消化不良而来的毒蛋白酸、金属（如汞）及某些药物。所产生的尿液含大部分的纯水就是因为亏损的肾不能调节电解质（盐）平衡和排泄毒素。

我们要知道肾小球本来只过滤水分，而肾小管传递这些水分至膀胱以便排泄。肾小球会因不适当的化学作用引起疾病，肾小管也会损坏。不过，在了解肾小管的病理前，要先谈谈肾小管的生理。肾小管的功用是从肾小球传导水分至膀胱，假如有需要的话，它们可以再吸收水分以维持体细胞的正常平衡。肾小管很长，有很大的表面空间以供再吸收，且被微细静脉网包围。当这些静脉含有糖和淀粉类的消化不良物质或氧化后的有毒物质时，这些物质便由静脉扩散至肾小管中，引起严重的伤害，如急性或慢性的肾小管疾病，我们可在患有急性肾小管疾病的病人尿液中找到血和大量蛋白。如果肾小管完全损坏，可造成无尿症，接着便是迅速的死亡。

慢性病会出现不同量的蛋白尿、红细胞及柱状结晶，结晶里包含着肾小管中脱落的表皮细胞。这些结晶构造有很多种，可能是透明的或胶状的，细的或粗的颗粒状的，蜡状的或混有血液的。当有毒液体慢慢向下流，经过肾小管时，由于再吸收的现象使其浓度逐渐增加，到了肾小球的终端，即所谓的下肾单位时，浓度可以高到足以破坏下肾单位的程度，事实上甚至有结束生命的危险。这种情形下，医学上诊断为下肾单位肾病，在临床上常被发现。当病人中毒时，肾小球及肾小管均受到影响，一般很少出现只有肾小球或肾小管被破坏的肾炎。

肾小管是相当长的（据说每一个肾含有的肾小管约有1.6千米长），而且表面由一层薄薄的细胞所覆盖。肾脏中的静脉非常薄，使得过滤较易进行。当属于异物的可扩散物质有毒时，便会造成伤害，不仅因为过滤出毒素会引起刺激及最后会破坏肾小管，甚至可以由静脉扩散至淋巴管（淋巴管在体内分布达好几千米）而被暂时或永久地贮藏起来，形成水肿。

有些时候静脉的毒物（因为静脉血没有被肝脏完全地过滤，致使血液本身也被毒素破坏）达到某一个高浓度时，便可以引起静脉本身的炎症。这部分静脉的血常成凝块，生成可怕的血栓性静脉炎。详细检验血液可以提早发现病状，并在发生严重损坏之前进行适当的治疗，如搭配治疗性的膳食，从而减轻肾脏的负担。

肾病最早的治疗方式主要集中于"稀释胜于浓缩"的理论。即进食液体如水、汤或汁，使毒素在稀释状态下让肾脏更快排除。由于很多尿道毒物都是酸，因此改用碱质物做解毒剂。当病人喝水的量不能达到医生的标准时，便从皮下注射、腹膜内注射或静脉注射以供应液体。马丁·费舍尔是辛辛那提大学一位杰出的生理学家和化学家，他采用碱盐，主要是碳酸氢钠粉，使水肿性组织脱水并在其可能发展成肾炎的时候中和酸。

天然的食物解毒剂有利于稳定血压

根据我的研究，除了氯化钠和一些有毒药物外，肾脏的主要刺激物来自蛋白质、淀粉类或碳氢化合物的消化不良，并不需要繁复的肾功能试验进行诊断。最实用的肾功能检验是根据进食蛋白质、糖、淀粉或脂肪后的尿液分析。肾脏对这些试验餐有何反应，这些试验餐经消化吸收后对血压、水肿及心脏有什么影响呢？

现在我用档案数据来说明我如何调节病人血压。有位病人并无明显的症状，只在运动以后有轻微的呼吸短促，血压是260/110，他的尿液澄清、透明而色浅，比重固定为1.010，并无水肿现象。病人的病历显示他消耗了太多蛋白质，我嘱咐他静养并给他一个主要含有食物解毒剂的膳食，使下列碱性化合物以菜汤的形态传递给病人：氯化钠、碳酸钠、磷酸钠、碘化钠、氟化钠、溴化钠、硅化钠和硼酸钠（这些矿物质在蔬菜中都是以有机形态出现的）。对于钾，我也以上述的化合物方式开处方，再加上钙或碳酸钙，也有氯和磷以及叶绿素化合物里的铁。很多微量元素和维生素常出现于上列的膳食中。它包含有无刺激性的解毒元素，都是天然的有机物质。

通常这些病人要休息 5 ~ 7 天，假如血压下降至正常的 120/80 的话，我们便知道高血压是肾小球发炎的结果。只要它们不是损坏到不可修复的地步，给以解毒治疗后便会很快恢复它的正常功能。但是假如过了 5 ~ 7 天才下降到 210/110，我们可以揣测可能有大量的肾小球损坏而且无法修复。这是一个实用而无害的肾功能检验。

一位女病人主诉有水肿（这是档案中的另一个病例），检查后发觉手、腿和脸部都有水肿。她腿部的体积为正常比例的 3 倍，她感觉四肢沉重。她嗜食鲜奶油已有多年，喝咖啡时，鲜奶油和咖啡各半。她也享用酸奶油、冰淇淋和奶酪。肾脏的损害很明显是碳氢化合物（脂肪）所造成：她的尿液颜色是胆汁的颜色，色深而浊，有很多柱状结晶体，这是典型的下肾单位肾病。调理 3 个星期后，她的尿液变得清澈且所有的水肿也消失了。脂肪，尤其是奶酪和奶油都被禁食，唯一可吃的碳水化合物是粗蔗糖。她的膳食含有所需的蛋白质（不是煮过的）和必要解毒剂，此解毒剂主要含有生的和炖的水果及蔬菜。后来我以试验来决定此病人能吃多少鲜奶油而不会使水肿和深色的尿再现，这也是一个实用而无害的肾功能检验。

另一个例子是一位肾上腺型的有瑞典血统的农夫。因为腿部严重水肿他不得不卧床 6 个月，腹水有 4.5 ~ 9 升，两肺底部也积水（胸膜渗液）。他已经接受治疗 2 年了，但并没

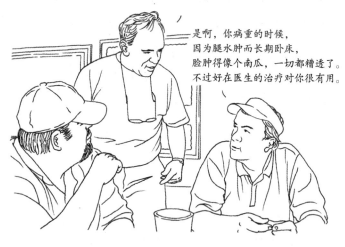

我的体重减轻了 22.5 千克，血压也正常了。
以后我要严格控制所摄取的淀粉量。
我再也不想受那个罪了。

是啊，你病重的时候，
因为腿水肿而长期卧床，
脸肿得像个南瓜，一切都糟透了。
不过好在医生的治疗对你很有用。

有注意他的膳食。他的脸肿得非常厉害，看起来像南瓜，眼睛深陷。他极少排尿，检查时，尿的颜色是琥珀黄，且含有极多（4 个加号）的蛋白和很多脓。

　　此人喜欢吃淀粉类食物，每餐均要食用 3～4 种淀粉类食物。他的血压是 200/120，听诊后发现他的心脏过度疲劳。但是他是一个坚强的瑞典人，我只准他喝稀释的葡萄柚汁，每天以含 20% 奶的灌肠剂替他的肠灌洗 2 次。不久，他的尿液开始变清；2 个星期后，他减了 22.5 千克，他的血压降至 120/90；3 个星期后他可以做弹簧床运动了。这个病人严格限制自己所摄取的淀粉量，结果在随后的 20 年维持良好的健康，这又是一个证明肾功能检验无害的实际例子。

在实际检查前，很难断定肾的工作能力，而这个检查也是适当的治疗。有毒的蛋白质或碳水化合物或碳氢化合物制品会使肾脏和肝脏受损伤，但只要肾脏和肝脏的功能还未被严重削弱，服用解毒膳食通常可改善痛苦的症状。不要用药物劳役肾上腺来强迫损坏的肾工作，可改用基于天然治疗的医疗法。亚历克斯·卡雷尔医生警告我们："自然健康和非自然刺激是大不相同的。"但在没有行医经验的人看来，它们是一样的。

第四节　你的体重过重还是过轻？

很多人都不满意自己的体重，自古以来肥胖是大多数人奋战的对象——但是仅有极少数的人能实现目标。可以肯定的一点是：控制饮食是维持适当体重的唯一方法。肥胖者可分为三大类型：嘴馋的胖子、内分泌肥胖者和中毒性肥胖者，在对症治疗之前应先确认分类。

世界上有两种人很可怜：想瘦的胖子和想胖的瘦子。很多书籍专门讲述如何治疗肥胖，但只有少数能成功。每个医生都会告诉你与硕大体型作战的无奈，但毫无疑问，我们可以说，那古老而可恶的食欲，其"法力"仍然高于医生的警告及药物实验室配制的无痛苦减肥药品。

在美国各地最流行的话题是节食，民众被再三警告，肥胖是国民最严重的健康问题，虽然少数人能长期地减轻体重，但医生们仍然觉得肥胖病比其他的病更难以治疗。我们的社会风气加深了这个困难：包括各种社交场合提供高卡路里的花生、洋芋片、干酪及酒类饮料；还有咖啡时间的油煎圈饼及糖果，和整天人手一杯的多糖饮料。

有时病人会有一阵子的体重减轻，但不久又重蹈覆辙，使身体恢复原形。饮食过度后重了5千克，便开始节食，到重量减轻时又开戒。如此循环不息地绕圈子，其危险性比保持过重还大。如今已证明这种拉锯式的情况可能是引起高血压和血管损害的原因之一。

如果需要规定饮食，那应该是终生式的。如果你计划减肥，应保证自己确实能奉行不渝。

考虑到数量庞大的各种书本、杂志及报纸文章都不能使众多的肥胖者有欣慰的效果，我对这个问题的研究也有点踌躇。但我对肥胖的看法与治疗法和其他医生不同，他们的方法是将印有低热量食物的本子交给那些有意节食的病人；对体重过轻者，我的治疗方法也不是荒谬地叫他们多吃丰富的甜点或淀粉食物。

减肥方法需因人而异

肥胖者可分为两大类：第一类是福斯塔夫型（莎翁笔下最

172

著名的喜剧人物），欢乐而矮胖的肾上腺类型者。他们都是快乐、喜爱食物且不会因体形圆硕而感到不便的人；第二类是担心肥胖危害他们的健康以及外表的人，他们非常焦急地找寻最容易的减肥方法，轻视那些急遽减少热量的困难减肥方，永远在找寻一些"万灵药"，如食物、药丸、油、威化饼干、醋等来替他做减肥的工作。

我认为减轻体重只有两种方法：

1. 全面禁食，完全没有食物入口，只可随意喝水。

2. 采取基于病人所需的特别膳食。

最近的报纸及杂志都在强调全面禁食对减肥的功效，好像这是一项新发现的治疗方法，但这并不是什么新的发现，希波克拉底早已用过这方法。这些年来，它曾被广泛应用，然后再被遗忘。马克·吐温在一篇文章中承认，他只因为告诉生病的友人去做"禁食48小时"的方法，便得到了医生的美誉。如今，部分医学界人士再度推荐那些对常法无效的人，可在医院控制下禁食，结果是体重戏剧性而有效地减轻了。但是全面禁食常常是危险的减肥方法，除非病人是在医院中，在全然明白禁食技巧的医生指导下才可施行。如果乏人指导，绝不能尝试超过两天的自行禁食。

危险的所在是当胖子开始禁食时，需要知道他的超重是正常的脂肪超重还是有毒的胀大形态，这是非常重要的。

在第一类情形中，以蒸馏水来禁食是可以忍受的，而且很有益处。当病人燃烧他那过量的脂肪作为营养时，体重便因而大减。刚开始大约每日会减少 1.25 千克，而后也许会每日减轻 0.5 千克。在开始一两天内多会感到有点饥饿，其后这种欲望便消失了。我认识一些病人在完全禁食 10 天后减轻了 12.5 千克，这戏剧性的结果在无痛苦的方式下获得成功。这个方法对那些用限制热量法而不收效的慢性过重者（顽固性肥胖），有很大的帮助。

第二类，是有毒的胀大情况，禁食会埋伏一个急性的毒发危机，这对病人有无限的损害，甚至会导致死亡。

在禁食期间，肝脏只是担任排除作用的器官，部分废物排入消化道中，而就是这些有毒的废物经再吸收后，便在禁食期间大肆发挥破坏作用。尤其当病人的肥胖乃因有害的胀大而来，这个"排泄的危机"会伴随腹泻、呕吐、疲倦及严重的脱水。

所有这些都表示禁食并不是可儿戏的医学玩具，虽然它的效果是那样的有吸引力。禁食治疗法需要很小心，全面禁食不可以任意用于那些对限制热量有反应的自我放纵者身上。而对于那些顽固肥胖症患者，我们要考虑他们是经年累月才有如今的不正常状况，而不是一朝一夕得来的，因此，最安全的方法是以重复而为时短暂的禁食来慢慢地解决。禁食时那些破损脆弱的器官不会受累，但禁食者多会感到虚弱，他应卧床休息或减少运动。

我治疗的全面禁食的 57 位病人中，有一位是过重的医生，他说："这是我长期减重的好方法，而其他计划对我都无效。

禁食之后，我再设计一份可以长远享用的计划，每天只吃所需要的食物。"

醋曾活跃在减肥舞台上

医治肥胖的方法就像女帽的式样一般多变。1888 年索尔兹伯里医生所写的《营养与疾病的关系》一书，曾吸引了不少人。他也是将肥胖与吃糖及淀粉食物同时考虑的早期研究者之一。他用膳食来治疗病人，提供一个包括肉类、蔬菜和水果的很现代化的节食菜单。凭着它，他除了成功地治愈肥胖症外，还治愈了病人的一大堆毛病，如关节炎及肺病等。他发现：淀粉发酵后成为醋（醋酸），他只要给予病人醋，那些因摄取大量淀粉后而产生的各种恼人的病症便会重新出现。

醋对人体的害处是使磷从身体排出，且刺激甲状腺。在磷含量渐低时，肾上腺功能也同时减低，因为磷是肾上腺分泌物中的活跃成分之一。索尔兹伯里发现在他用含醋膳食做实验的第九天，各种不同程度而危险的病症再度出现，迫使他终止这个实验。这些病症包括头痛、喉咙充血、黏液性痰、心脏疼痛、酸性汗水、间歇性发热、打寒战及脉搏速度加快等。病人的体重是减轻了，但代价却是甲状腺机能亢进及肾上腺机能过低。

溯自几十年前，年轻妇女流行用醋保持苗条的身段，但很多病例证明用醋减肥的连锁反应会引起结核病。醋酸被血清中的磷化卵磷脂所中和，生成有毒的酯，形成肺的结节。

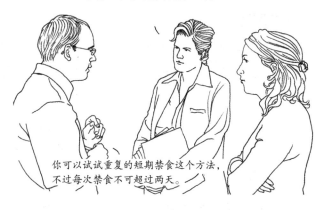

我需要减肥，可那些乱七八糟的减肥药
和物理治疗对我都没什么用。

你可以试试重复的短期禁食这个方法，
不过每次禁食不可超过两天。

细菌食用并分解这种结节，但细菌不会引起肺结核，它只是清道夫罢了。醋是身体的废物，有时可在尿液中测出。小量的时候它便有刺激性，在因摄取大量淀粉而成毒血症时，它具有与柠檬汁一样的中和效果，但它不可用以减肥。

　　继索尔兹伯里医生之后便是贺瑞斯·弗莱彻医生，他认为如果你将每口食物都咀嚼到可以不自觉地滑下喉咙时，你不仅从中获益，还可以减轻体重——因你少吃了一点。大多数人进食时都吃得太快，如果他们能吃得慢些，将会收获更多的满足感。

全肉类膳食的兴起

有一群医生，包括著名的布莱克·唐纳生等，宣告全肉类膳食不会引起肥胖症及很多其他疾病。但唐纳生医生的高蛋白质膳食不能成功的原因（根据我的调查）是，他不知道有些人的肝脏可能会被过量蛋白质毒害而形成蛋白质伤害。我相信他同时也不知道脂肪伤害会形成有毒脂肪酸，而引起疖、疔及其他皮肤病。全蛋白质或高量蛋白质食物无疑可以快速减轻体重，但亦会留下别种毛病，所以我不赞成用它来减重。

有的病人吃很多的肉，他们找我是为了要减重。我不会立刻叫他们停止吃肉，因为他们会不适应而立刻崩溃。他们依赖这类膳食的高度酸性生活，那是他们的主要支柱。当我的病人被这种食物饱和时，要把它从膳食中除去，便需特别小心。对过量食用蛋白质的病人，在前半年，通常我不理会他们膳食中的蛋白质，我只是试着给他们增加蔬菜和菜汤，并观察有什么变化以后，才开始除去肉类。

虽然我不同意唐纳生医生的全肉类膳食，我仍衷心同意他对单钠或单钾、谷氨酸钠的批评。它是一种调味品，有不同的商业名称。

在《强健医学》一书中，唐纳生医生写道：

最安全的方法是不买含有它的东西。所有烹饪书全都在描写谷氨酸钠的调味能力，它并不是在调味，而是刺激胃壁，使之发生鲜红的急性充血。这个充血让人产生饥饿感，使你

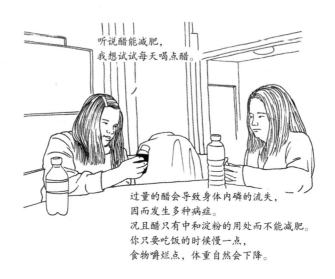

听说醋能减肥，
我想试试每天喝点醋。

过量的醋会导致身体内磷的流失，
因而发生多种病症。
况且醋只有中和淀粉的用处而不能减肥。
你只要吃饭的时候慢一点，
食物嚼烂点，体重自然会下降。

想再吃第二次。第二次世界大战前日本人用整船的这种东西来换取我们的废铁，如今，本国的大工厂又向大众推销这种东西，很多种罐头汤内都含有这种材料。制造商在听取他们的化学家报告时并不特别聪敏，但当大众知道胃部急性充血会诱发胃癌时，罐头汤的命运就将会改变。

我亦曾观察到谷氨酸钠除了刺激味蕾而改变味觉外，也刺激甲状腺并加速心跳。这样的确有使病人体重减轻的趋向，就像其对甲状腺萃取物的效果一样。

以减少食物作为减轻体重的方法从来不受欢迎。很多人养成终生习惯，对某种食物上瘾，除非吃饱了，否则就感到不适。于是只好让他们吃足够的量，而后于膳食中再加入某种东西以干扰养分的吸收，这样也可以作为阻遏肥胖的方法。

油治疗法

多年前，伦敦格氏医院著名的外科专科医生阿巴斯诺特·莱恩爵士对慢性胃肠中毒及便秘很感兴趣，他尝试找寻一种轻微的、无刺激性的轻泻剂。经试用各种油类后，最后决定用液态石蜡（一种矿物油）。我发现病人用过后，多会减轻体重。自从在膳食中加入各种油类后，很多肥胖者都得到治疗，但因为其中很多种油对肠壁黏膜有化学刺激，因此只有中性、无刺激性的油类可以使用。

今日莱恩爵士的功劳已被遗忘，但有新的油治疗法曾被广泛地用作减重的方法。不过饮用大量的油是会发生危险的。任何认为卡路里没有作用的食谱设计都是非科学化的，因为卡路里确实是有作用的。风行一时的"好莱坞18天食谱"或米食法、威化饼干、药丸、胶囊、减少食欲的药丸和减肥的零嘴都一样是危险的。那些合成或调配的膳食——带骨肉块和菠萝、葡萄柚和黑咖啡、香蕉和脱脂奶——不仅营养不平衡且单调。最有害的是葡萄柚和黑咖啡，因为葡萄柚的高度酸性会使钠由肝外逸，我曾见葡萄柚膳食损坏了所有的牙齿，被愚昧的女性长期食用后，它会把所有的钙排出体外。

胖子的分类

从古至今，有很多治疗肥胖症的简易流行方法（可以写成许多书籍），每个方法对肥胖问题都提供了一份很理智的分析。这真是一个难题：现在每5个美国人便有1个是过重或正在增加重量。将无用的脂肪带在身上，不仅外表不好看，而且对生存也有影响，正如别人说的："背负体重越多，越希望不要背负太长久。"

我认为在治疗肥胖症病人以前，应先加以分类。下面是三大类型：馋嘴型；内分泌型；中毒性过重型。

■馋嘴型胖子

胖子最多的大概是馋嘴这一类，因此减少食物的量是最合逻辑的了。但他们都习惯于离开餐桌时要带着舒适的饱足感，因此他们减少食物是很困难的。如果真要他们减食，他们将会在正餐之间进食并在晚间扫荡冰箱，这样反而会更胖。所以基本上要用卡路里含量最低的食物填饱他们的肚子。

我建议每餐的第一道菜是自制的菜汤，但绝不要买现成罐装的；接着是大盘沙拉，如此，其他丰富的食物送上来以前，他们已经半饱。丰富的沙拉也可以解除便秘，便秘使病人有较长的时间吸收食物。现在很多工作合约中都规定有咖啡休息时间，这对关心体重的人是有害的，因为他们都在这段时间内进食油煎圈饼。鸡尾酒会亦提供了不少热量，一个人需要有坚强的意志才能抵抗这些诱惑，而这正是肥胖者所缺少的。

如果要在各餐之间及看电视时吃点心，我提议用新鲜或煮过的水果，绝不要干果，因为它含糖太高了。这样的养生法会让体重慢慢减轻，而非突然地减轻。有时所减轻的重量也许会令减肥者灰心，但没有任何一种健康的减肥膳食能像魔术般快速地收效，用有惩罚性的膳食也是一样——因为胖子很快就会厌倦它，于是体重又反弹了。我发现要战胜增大的腰围最容易的方法是让其慢慢但平稳地收缩，而这正是我的一个老病人所做的。

当我见到她时，她已经75岁了，体重69千克，主诉她很疲倦。血压是210/100，她曾服用药丸来降低血压但功效不大。如今她已不用那些药而改食下列东西：清早是热水；早餐是红苜蓿茶、炖过的水果及小盘煮过的谷类麦片；午餐是稍煮的牛肉或羊肉，熟的非淀粉类蔬菜及一汤匙马铃薯泥或硬南瓜泥和半小块奶油；下午吃新鲜或煮过的水果；晚餐是很多西葫芦或豆角、稍煮的牛肉以及如高尔夫球大小的水煮马铃薯；睡前吃水果或蔬菜汤。这样的食物供应使她不会觉得饿，并能轻松愉快地保持这种膳食。3年后我见到她时，她的血压是130/70，体重保持在56.5千克且无任何病症。

■内分泌型肥胖症

常见的内分泌型肥胖症的人主要是肾上腺型人或是肾上腺肿瘤病人，或只是单纯的肾上腺肿大者。他们吸收养分似乎比常人快速，虽然只有少量食物也能够增加体重。由于是肾上腺型人，他们便有驮马一般的体型，大块头而肌肉发达。他们特别喜欢以吃含糖、淀粉和脂肪的食物来增加身体内脂肪，而且常会对这些东西上瘾。瘦肉、非糖化饮料、新鲜或煮过的水果以及非淀粉类蔬菜的膳食对他们非常有益，只要他们能够长期食用。一定要避免进食奶油、蛋、肉类脂肪和肉汁。

运动对他们非常有益，可以保持肌肉张力和帮助氧化碳水化合物。开始时要慢，而且要易于实行，然后才慢慢增加——如果他坐着比站着的时间更久的话。

我有一位男性病人，他有肾上腺型肥胖，他重 101.5 千克，血压 110/80，没有任何不适，只希望能把体重减至 82.5 千克。初见他时是 5 月，我叫他采用低糖、低淀粉的膳食。他小心地遵照食用，到 10 月底他的体重是 90 千克；但在感恩节及圣诞节过后，他的体重又回升至 98.5 千克；次年 9 月他重100 千克。虽然他只吃很少量的糖和淀粉，但因为他是标准的肾上腺型人，故不可能持久地减重。

另一种内分泌型肥胖症通常称为"黏液性水肿"，这种病人比较罕见，再繁忙的医生在一年中也不会见到这种病人超过 6 个。这种病是可以治疗的，但必须服用甲状腺萃取物或含碘丰富的食物。同时，黏液性水肿者对淀粉的处理能力不佳，他的食谱中最好没有淀粉类食物。只要他们的甲状腺功能并未完全损坏，服用甲状腺素会有奇迹性的改变。

现在许多医生随便将甲状腺萃取物用于处理各种肥胖症，或者用以达到刺激的目的，就是因为它能治疗黏液性水肿。这个治疗方面的错误主要是因为我们对基础代谢率的误解，或是对血中碘含量的估量错误。请留意，基础代谢率不只是因为甲状腺功能不良，同时也可能是由于肝和肾上腺的功能不足所造成。

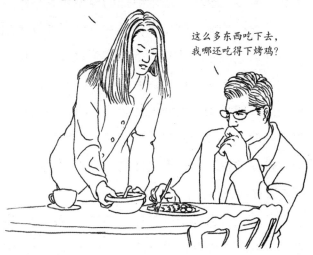

肝脏功能不良及肾上腺功能过低的病人，都有较低的代谢率，虽然他们的甲状腺功能很强。这种病人对甲状腺治疗的反应奇差，同时可能会引起精神崩溃或心脏的毛病。在计算血的碘含量时（与蛋白质结合的碘，或 PBI 试验，如今特别流行），要衡量甲状腺的活动能力，然而必须了解在中和毒素时，碘与有害蛋白质的分子结合得很紧密，使得这种试验无法测出正确状况，因此便会误以为病人甲状腺功能过低而事实上已是过高了，此时如果给以甲状腺萃取物将造成巨大的危害。

■中毒性肥胖症

在所有肥胖症类型中，最难治疗的类型当属中毒性肥胖者的治疗了。此类患者身体中水分及黏液滞留在淋巴通道，致使体重增加，这表示毒物从别处转移到这些组织中。因为肝与肾功能不好，无法立刻排除有害物质，于是这些毒质便进入各种组织，使组织变大而增加重量。当这些病人在禁食或用药物治疗时，肝和肾的"消化过劳"被解除，病人便将有所谓的"排除危机"。这不仅使病人大吃一惊，更使他对这种治疗方法感到失望。

病人的肝脏也许对糖类、淀粉、脂肪、蛋白质、咖啡、茶、巧克力、醋、盐等有过敏反应，细心的医生常能够发现是哪种食物不能与病人共存，于是治疗便有赖限制或减少这种食物。通常病人多会偏好对他们有毒的食物，只因为它们有刺激性。虽然这些食物可以提神或使他们感到舒适，但吃多了会引起致命的肝硬化。这种病人经 48 小时禁食后，尿液中会有大量最具侵犯性的毒素出现，医生可由这个指标提供合适的食谱。这种膳食常会有神奇的效果，小心遵从膳食指导，病人可以在一周内减轻 5 千克，所减轻的是有害的肿胀，多半是积聚于过多的盐、毒素等四周的水分。

在实行正常饮食时，因缺乏刺激性食物，病人会感到很疲倦、虚弱，常需卧床休息，这些恼人的症状在治疗开始时就要向病人说明。脸部的肿胀通常最快消失，他的朋友会诉说他的脸"脱水"得多么难看。经过这段过渡期之后，肝脏功能渐渐得到修复，精力又充沛起来，而且这跟以前他们以为是健康其实是有毒物质刺激的状况完全是两回事。

卡里尔医生在《人类的奥秘》一书中，对这些复杂的病症（综合病症）有详细的描写。不单是很多人对有毒刺激性食物产生错觉，以为它们是很有益的，就连医生们也不能从已故的卡里尔医生的观察里获得教训。

当患有中毒性肿胀的肥胖患者经治疗得以康复后，那些会引起过敏的食物，要终身禁止食用。对他来说，这也不是件难事，因为食用适合他的东西会使他感觉比以前更好。

在我的档案中，有些病人对某种特殊的东西过敏。一位女士，64岁，是社交名流，也是很忙碌的主妇。她想减肥，此外她常感觉疲劳。她19岁时重49.5千克，曾服用过某位医生开给她的用以减低甲状腺功能亢进的药，不久她体重增到61千克，当时可能是正常的。结婚后不久怀孕，孩子生下来后她的体重增到90千克。到第二个孩子生下来时体重也一直保持90千克。其后数年内，她的体重都在82.5~90千克之间升降。她来找我时重82.5千克。我给她做检查，发现她有淀粉消化不良所引起的肿胀。使用无淀粉膳食后，她的肿胀消失，体重降到72.5千克（对她来说是很理想的）。虽然警告她不可吃有甜味的淀粉，但她偶尔还是吃了，每次吃后都突发心脏病，而且一次比一次严重。她如今只吃熟和生的蔬菜，而且多是无淀粉类的，还有稍煮的牛肉及羊肉和一些水果。她的生活仍是那样忙碌，但整个人充满活力，现在她的健康体重是 72.5 千克，没有毒性肿胀的迹象，也没有心脏病的病征。

瘦人的烦恼

增重同样是件困难的事，身材过瘦的人，通常有功能过高的甲状腺和功能过低的肾上腺，所以一直都那样苗条。无论他如何想增加体重，甲状腺都会在营养变成脂肪以前把它烧光了。每次他们想变胖，就吃下大量的糖及淀粉，这些食物对甲状腺都有刺激作用，在一顿丰富晚餐和他整晚可自觉的心跳之后，醒来时，只会发现又轻了 0.5～1 千克。同样，太爱好油腻食物者，常有消化不良的情形阻止他进食各种食物。很多人常饮大量的牛奶来促进体重的增加，但牛奶被还原后所增加的体重也消失了。

关于体重不足，我观察到人们在膳食上有一个大错误。人们相信填塞食物可增胖，就如同在农场将鸭的嘴张开而灌入食物一般。但这种方法对人类是无效的，特别是甲状腺类型者。他们拼命地吃奶油和鲜奶油，直至产生黄胆或长出疖、疔为止。让他们随心所欲地吃比限制膳食更好，因为一到中年，他的甲状腺功能会下降，他们的体重将会增加，甚或长胖——虽然所吃的与以前并无不同。

甲状腺型患者还有一个特色，即无论胖或瘦，他们没有吃早餐的需求，因为前一个晚上已经吃了丰富的餐食。但这不仅是虐待消化系统，而且会造成没有胃口的"胆汁状态"。因为醒来时他的毒胆汁尚宿醉未醒，如果不吃早餐，他体内的化学平衡便会恢复过来。如果他不吃晚餐（包括睡前点心），早餐的胃口就会恢复，身体也能消化吸收食物。很早已有人注意到这个事实，在1900年，詹姆士·杜威医生写了本关于"无大餐计划"的书，那时很是流行，也帮助了很多甲状腺型的人得以摆脱消化不良及体重不足的境况。

其他膳食专家曾推荐别的"无大餐计划"，或至少是非常少量的食物。营养学家阿德勒·戴维斯相信我们应享用帝皇般丰富的早餐，皇子般的午餐，但要有如贫民般的晚餐。我发现少吃东西对消化不良者很有帮助，可使身体健康及体重增加。有时病人天生肝脏功能不良，而他有功能强大的甲状腺分担肝的解毒工作以帮助肝脏。因为甲状腺分泌的碘分子亦是一种强力的解毒剂，这些患者食量不大，身体强壮又健康，但永远是瘦的。

全美各地的医学诊所常挤满了过胖的病人，他们大多数希望有减肥的妙法——一粒药丸可使体重魔术般地减轻，而又可随意大吃大喝，这是广告商常用的手法，不幸的是，科学目前仍未能发明这种药丸，因此难题仍然存在，就如同诗人沃尔特·德拉·梅尔所写的：

> 这真是非常奇妙的事，
>
> 说有多奇妙便有多奇妙——
>
> 不管T小姐吃什么东西，
>
> 那东西就变为T小姐的。

第五节　从阑尾炎到妇科疾病

替代性排除对每一种疾患都扮演某一个角色，而疾病的名称是由所牵涉的器官来决定的。由于医学的进步神速，人们也变得过分依赖它们，特别是特效药与外科手术的滥用，已经干扰了整个生态的循环并增加了人类的病态。

我们知道，人的健康需要依靠纯净血液的循环，血液的成分又与我们吃的食物相关。如果吃了适当的食物，便产生正常的血液，如果血液正常，肝脏、肾脏、心脏和其他所有器官都正常工作，在这些理想的条件下，维持健康是容易的。在这一节里，我会讨论一些疾病和用正确的食物治疗它们的方法。

阑尾炎

阑尾炎有两种炎症形态：慢性的和急性的。慢性阑尾炎症状发展缓慢，病程较长；急性阑尾炎则是突然发作，同时连带有恶心、呕吐、发热和严重的腹痛，病人会马上跑到医院要求做救命的阑尾切除。

■传统医疗——外科手术与特效药

虽然常被指示马上作外科手术切除，但是这里有足够的理由告诉我们，为什么手术切除不是急性阑尾炎病发后的最佳处理方式。比方说，外科手术很难清除脓肿，尤其是当病人被迫卧床的时候更是如此。排泄管带来的异物刺激容易引起邻近组织的不正常愈合，而产生不雅观的疤痕，同时病人也可能（虽然很少）死于手术后的腹膜炎。但是因为外科的手续简单，康复率高，且是常见病症，阑尾切除遂成为治疗阑尾炎最普遍的方法，扁腺体发炎的处理方法也常如此。主持这个简单切除和缝合手术的外科医生被称为拯救者，因为他们除去了一些有害的东西——赶走讨厌的器官，并让病人迅速地恢复健康。

现在让我们来检查一下这个外科手术的细节。首先这个手术需要麻醉药、各种抗生素和其他手术后的药物；其次是手术与入院的昂贵费用会让人怀疑或许应该有一个比较简单而有效的方法来治疗阑尾炎。我们都知道抗生素并不是完全无害的，虽然它们好像在制造奇迹，但实际上它常缩短病人的生命。同时很不幸的是，药物使用后发生的不良反应很少被与它们的用途连在一起考虑。

罗耀拉大学医学院预防医学和公共卫生学系的教授何伯特·瑞特纳医生在他称为《抗生素时期的有害效果》的文章中告诉我们他所羡慕的："由于医学的神奇进步，不管是心脏外科或脑外科，抗生素和免疫制剂……如果没有了这些，很多人在许多情况下都会死亡。这说明了医学的进步，我认为我们要成全它。但在这种情形下，我们同时增加了病态和忧郁。我们为死亡做了很多事，但很少为生命而努力，而在某些例子中，由于治疗的错失，我们直接将生命转为死亡。不幸的是，药物引起的疾病与死亡并没有登记在疾病报告中。当病人需要帮助时，我们必须及时而诚恳地利用医术和药物帮助她，尤其是在病人的生命受威胁的时候，但是我们亦要知道在危险的药物或冒险的外科手术的应用没有得到保证之前，不要参与行动。"

每一个有责任感的医生都关心使用强力而危险的抗生素的危险性。富兰克林·毕克耳医生在《食物中的化学物质》一书中说："抗生素如青霉素、金霉素、土霉素等，已被普遍地和不加选择地使用，用以控制任何一种感染，即使是不重要的。这种批发式的使用抗生素的方法有两大缺点：细菌对抗生素产生抵抗力，而病人对它们有过敏反应。"尤其令人惊讶的是用以治疗牛的青霉素，会进入牛奶中而引起牛奶消费者严重的不良反应。

让我们回过头来谈外科手术。毫无疑问，有些病例是必须要做外科手术的，病人会害怕一旦外科手术不马上进行，会有什么可怕的后果发生。因此，当不愿墨守成规的医生反对对每一个急性阑尾炎病例进行外科手术时，他发现很难说服病人以另一种方法进行治疗。有时病人自用成药而拒绝看医生，直到发生腹膜炎为止。就算这样，如果能以外科手术迅速地将脓排除，他的生命也许还可以得到挽救。

■自然疗法

我相信只要极小心照料，不需要外科手术也可以使有问题的阑尾得到缓解。这里有一个例子：病人是 46 岁的男士，喜欢吃天然食物，虽然身材瘦小，但发育良好，不肥胖，体重 67.5 千克。他的太太和我所接生的他的两个小孩都是我照顾的，他们全都吃小心选择的膳食且都很健康。他们夫妻都是教员，常要出席社交晚宴，但就在其中的一次晚宴中，先生对食物做了不明智的选择。以下是以日志方式记录下的病历：

在 7 月 19 日的一个墨西哥晚宴上，他吃了一个玉米粉蒸肉饼和拌了很多酱料的青菜沙拉，然后是丰盛的冰淇淋。

凌晨两点他被严重的腹痛弄醒。他太太替他灌肠，效果良好，但是后来腹痛加剧，他们两人都认为是急性消化不良的结果。他一整天卧床，没有胃口，只喝了很少量的水。每 4 小时他灌肠一次，他很不舒服，体温约 37.8℃，同时伴有恶心与呕吐。这不仅吐出了他前一天的晚餐，也带出了小肠的内容物。约 48 小时后疼痛突然停止，他也感觉舒服多了，但是体温增加至 38.3℃，脉搏快而微弱，这时他才来找我。

很奇怪，病人外表不像有病，事实上，他说他很高兴可以下床而且次晨就工作去了。他的脉搏每分钟跳动 120 次，体温是 38.3℃。前述的病症都显示出这是急性阑尾炎，我的结论是阑尾已经破裂，而破裂后疼痛才停止。因为他没有用药，所以他的病症没有被遮盖，最后的灌肠排出物没有颜色，而肠内的气体活动也停止了。他告诉我："如果可以避免，我

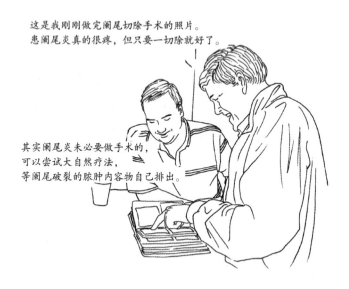

这是我刚刚做完阑尾切除手术的照片。
患阑尾炎真的很疼，但只要一切除就好了。

其实阑尾炎未必要做手术的，
可以尝试大自然疗法，
等阑尾破裂的脓肿内容物自己排出。

不要开刀。"而我告诉他："很好。可以不用药或用手术刀医治你，但是你一定要答应入院并进行外科会诊。"他同意了。

有一名外科顾问毕业于哥伦比亚大学医学院，是比利维医院的医生。他既能干又富有经验，更是我的朋友，他愿意与我一起做每天的检查并随时待命。

7月23日在医院作第一次检查，发现在阑尾区有一处压痛，有大小如橘子的硬块，且可以自直肠触摸到它。没有显示蠕动（消化管内收缩和扩张的交替波动），灌肠没用。对腹部进行仔细听诊也没有发现肠气轻微运动的证据，这显示出聪明的造物者安排了一个完全安宁的状态。

病人仅在改变他卧床的姿势时有轻微的恶心，而呕吐已停止了。小块冰块含在口中会令他觉得很满足，但没有食欲。白细胞数为 2 万，其中 96% 是多形核细胞，这表示有脓肿和局部化脓。他的血压是 100/70，且心脏跳动没有不规则现象。除了触压外没有腹痛，而他的睡眠也很好。

7 月 24 日，由于没有恶心，而触压时的疼痛也减轻了，病人舒服地躺在床上，享受着阅读和听音乐的乐趣，他仍然高兴地含着小块冰块。我发现其腹部硬块已增至葡萄柚大小，外科医生则发现直肠硬块增大且更为坚硬。

7 月 25 日，白细胞数降至 1.2 万，有 85% 为多形核白细胞。这些白细胞扮演了警察的工作，表示脓肿已被包围，对毒素的吸收已减少了。体温降至 37.5℃，脉搏是 90 且颇为强而有力，血压是 100/70。没有恶心与呕吐，硬块的硬度与大小则没有改变。

7 月 26 日，病人的状况保持不变，肠的蠕动一点也感觉不到。每天都给他小量温暖的灌肠剂，排出物是无色的，而没有粪便的踪迹。

当日去探望他时，他表示希望吃葡萄柚，于是给了他以两倍开水稀释的葡萄柚汁，同时加有小块冰块。他的体温保持在 37.5℃，肠还是没有蠕动，甚至触压也不再疼痛了。硬块仍保持同样的大小，病人感觉非常舒服，没有半点惊慌，并且享受着他的休息状态。我的外科医生朋友则大吃一惊，我想他仍然在考虑切除脓肿；而我相信脓肿虽然被包围着，它仍然会慢慢地向邻近的大肠壁移动，并在那里破裂。肠将不会有蠕动，直至脓肿的壁破裂而将它的内容物排出大肠为止。跟随而来的是一个腐烂、带有血和脓的排出物。这时大概是在发病后的第 12～14 天。

7 月 28 日，除了体温降至 37.2℃外，没有任何改变。

7 月 29 日，仍然没有肠的蠕动迹象，硬块的大小也没有改变，但是体温又降至 37℃。血压是 90/60，心跳正常，并没有费力的现象，脉搏每分钟 80 次。病人对稀释的葡萄柚汁仍然很满意，也没有要求其他食物。白细胞数仍是 1.2 万，多形核细胞占 80%。尿液检验从一开始都是呈负反应，在发病期间，尿液中唯一被发现的是尿胆素内容物的增加，这表示腐败的物质从肠被吸收到血液中。

7 月 30 日，仍然没有改变，病人没有感觉到肚子饿，他对葡萄柚汁仍十分满意，体温是 36.9℃，外科医生检查的情况与之前一样。

7 月 31 日，硬块变小，白细胞数保持 1.2 万，而多形核细胞则增加至 85%，我们已经有点不耐烦且早就预备好让脓肿破裂至大肠。病人在睡眠时沉睡不动，毫无知觉，在白天也小睡多次。他看起来疲倦，但是比以前更健康。他感觉到可以做任何他想做的事，包括每天在医院走廊来回走动数次。

8 月 1 日，白细胞数降至 1.1 万，多形核细胞占 83%，血压与脉搏则保持不变。

8 月 2 日，脓肿终于破裂，脓肿硬块已摸不到了。次日清晨肠产生有力而自发性的排便，其中包括了脓肿的内容物。

白细胞数降至 8000，而多形核细胞占 80%。这时，病人首次有了食欲。他重 55 千克，血压是 100/60，脉搏是正常的，每分钟跳动 70 次。无论在直肠还是在腹部，再也感觉不到硬块了。粪便内有少许其他发臭的物质。

随着食欲的增加，想吃食物的问题就来了。我给了他一些较浓的果汁（非葡萄柚汁）和小心过滤过的稀菜汤。

8 月 5 日，他可以喝牛奶和吃蛋黄、煮过的谷类麦片、炖的水果和熟的非淀粉性蔬菜如豆角和嫩南瓜等。同时，他出院了。

9 月 12 日，他重 63.5 千克，身体十分健康，小心检查直肠也没有发现以前的病症了。

一个月后，他重 65.5 千克，我认为这是正常的体重。每天给他少量的甲状腺萃取物，以帮助他恢复甲状腺的功能。因为在发病期为了身体解毒，它已用竭了。这个药剂的供给持续了 6 个月，除了甲状腺的萃取物外，没有给他其他任何药物。

当病人阑尾破裂而急性疼痛消失后，我都没有为他做用力或详尽的触诊，因此，破裂阑尾的脓没有散开，也因此没有一般的蠕动发生。一旦阑尾破裂，造物者（人体）会大胆地建造一道"墙壁"将臭的物质包围而引起局部腹膜炎。这对病人是无毒的，因为他已被妥善照顾了。这种照顾包括阻止他好心的亲人坚持要给他营养丰富的食物来恢复他的力量。如果他吃了这些食物，甚至只是少量，他的发烧定会加剧，他的肠胃胀气将变得令他无法忍受，疼痛会增加，同时恶心与呕吐现象会再度出现。

治疗这一大堆恶劣的情况时，可能要开大量的镇静剂，这些药可以麻痹他的交感神经系统，肠气便会增加，终至需要动用救命的外科手术。

气喘

气喘是一种卡他性小支气管的支气管炎，包括最小的细支气管。这种替代性的排除同样受甲状腺控制。气喘病人的肾上腺活动比正常人低很多，因此，肾脏功能的化学作用是不完整的。因为受到这种束缚，肺尝试通过它的黏膜帮助衰弱的肾排除部分毒素。但是肺并不适合作为肾的附属器官来工作，刺激性的毒素会引起更严重的发炎，使得支气管退化及萎缩。

在人体的所有器官中，肺是最脆弱的，任何刺激（例如香烟、其他烟雾或卡他性发炎）都会严重地损害它。气喘的主要毒素是食盐和淀粉消化不良的毒性产物。

很多试验显示出有些治疗药物，如促肾上腺皮质激素、肾上腺素和可的松类固醇——对医治气喘并无效果，但是排除麦类、乳、蛋、巧克力、鱼和其他过敏性较少的食物，仍可以解除气喘患者之苦。我发现气喘患者膳食中的淀粉类食物会产生有毒的物质。由于水果和其他酸性果汁都会刺激肾脏，如果在气喘病人的发病期间供给他水果或酸性果汁，那将很危险，因为他的病症使果汁不能在肝脏内完全被氧化。

医学界人士承认，至今并无药物能彻底治疗气喘。事实上，很多医生相信，这种病根本无法完全控制。但我已发现一种合理的，且通常可以成功的保护健康的方法。首先要为病人解毒，然后尝试建立气喘患者的肾上腺功能，以代替已经充血得过分疲劳的肝脏。最有效的解毒过程包括让受影响的器官多休息，并改善病人膳食作为解毒剂。由于肝无法吸收无机物，所以一般给予多种碱性有机物：钠离子由南瓜、黄瓜或其他多汁的瓜类及木瓜或马铃薯来供应，钾离子可从绿色的蔬菜中取得，钙离子从植物的茎中取得，维生素及一些微量的矿物质则由一些生的蔬菜根汁提供。这些蔬菜所做出的汤最容易被病人吸收，也是最有价值的膳食。

气喘的病人甚至被禁止食用盐分，食盐通常在食物中占了过多的比例，因为它可以刺激肾上腺，但它本身是一种高度腐蚀性的物质——以前作为防腐剂，现在怎能被用之于体内！但是在蔬菜中发现的有机盐是非常有用且没有毒性的，这种形式的氯化钠对身体来讲是非常需要的。

当病人在正确的膳食情况之下，每天检查几次病人的尿液，会发现它的颜色越来越淡，且其中所含的毒物比一般气喘病人尿中所含的毒物来得少。知道何时血中毒物被清除是非常重要的，因为真正的营养物必须在此时供给，否则病人会发生酮症酸中毒或导致疾病复发，他可能把自己的组织消化了（这反而是极毒的），于是血中又开始流着新的引起气喘的有毒物质。

供给他的养分中必须含有蛋白质，吃生的或稍微煮过的牛肉及羊肉，甚全对小孩来讲，都能提供最多量的氨基酸而造成最少量的肝脏充血。这些食物可以在病人呼吸变得较顺畅时才给他用，至于食物的分量多少则视病人身体对食物处理的情形而异。几个星期以后，病情有了稳定的改观，且体重也增加了，此时试着给予其他食物。依一般的规则，浓缩的淀粉是禁食的，像一些易腐败的乳类制品及鸡蛋也被禁食。最后当病人学习到哪些食物对他而言是最有利、也最容易消化的时候，他可能会自己采用最适当的食物组合。

感冒

奥斯勒爵士曾经宣称："只有一种方法可以控制感冒，那就是置之不理。"但是当约翰逊总统在要宣誓就职的那天患了感冒，它就变成了头条新闻，如同宣战般的重要。美国人一般不同意奥斯勒的意见，为了寻找解除恼人的感冒症状之良方，他们一年花费将近 2.5 亿元于药丸、鼻滴剂、喷剂以及止咳药物上。

■病理变化

要了解感冒，我们应该知道呼吸道的黏膜或内层皮肤可以分为 3 部分：一是鼻腔和鼻窦的黏膜；二是鼻咽和喉头后部；三是呼吸树状组织的黏膜，例如：肺。这些黏膜区域就像其他所有的黏膜一样，也受到甲状腺的影响。感冒或一般典型的发炎造成的卡他性分泌的结果，主要是由于毒物的替代性排除，尤其是甲状腺所引起。

有 4 种不同程度的黏膜发炎，在感冒时均可能发生，主要视毒物排除的情形而定。第一种，单纯的发红和受到碱性液的刺激，例如感冒初期流清鼻涕。这种发炎只影响到黏膜的最表层，黏液腺层则很少受到影响。故初期感冒的水状分泌物中并无黏液存在，排出物中主要的刺激物是氯化钠，这种感冒可能只延续 1 天或 2 天，很快即可康复。各种卡他性分泌物均含高浓度的氯化钠，正如一般餐桌上的食用盐，所以，我认为食盐这种调味品在全世界均被用得过量了。

第二种程度的发炎特征在于较深一层的破坏，包括浆液层和上黏膜层，黏液腺也受到影响，所以分泌物中包括浆液及澄清的黏液。发炎的程度视毒性分泌物的浓度及化学成分而定，这种情形可列为中等程度的感冒，一般延续 3~4 天。

第三种程度的发炎则影响了黏液腺的里层，发生中等程度的破坏，包括黏液细胞的破坏。当细菌蜂拥去消化发炎后的产物时，白细胞开始吞噬这些细菌。此时分泌物呈黏液化脓性，亦即分泌物中除了黏液、浆液外还有脓。这种感冒会持续 10 天或更多天，本身已相当严重。

第四种程度的发炎，影响到前面一层加上最深的一层，血管血液中出现有毒分泌物，称为黏液脓性出血。如果大血管被毒物腐蚀，则会造成危险性的出血，这种感冒相当严重，且会持续数个星期或更长的时间才能完全康复。

感冒在原因方面没有什么神奇性，虽然医学界人士在这方面有过很多的争论。通常感冒在冬天非常盛行，因为此时皮肤功能活动较低，皮肤的呼吸及排汗均相当少。而且，冬天的膳食中水果及蔬菜量较少，且具有较高浓度的盐分。当病人的活动减少时，他们会容易便秘且吃得过多，特别在假期——感恩节、圣诞节及新年——造成肝、肾功能及一般代谢的破坏，所以感冒通常发生在这种节庆之后。

事实上在感冒以前身体已处于中毒状态，感冒只是以另一种方法来表示:血中毒物浓度已高达可以伤害肝和肾的程度，以至于不能被排出，所以作为身体防御第三道防线的甲状腺加入了战争。如果甲状腺必须承担这份差事，就会出现卡他性发炎。本质上，感冒只不过是一种卡他性发炎罢了。

细菌并非致病的原因，它们只是发炎以后的清道夫，吃净有毒的废物及死细胞。但是，吃了死细胞及有刺激性毒物的细菌所产生的废物本身，会被感冒患者吸收而进入血液。

■斋戒治疗法

被用来预防和控制感冒的药物相当多，但大多数是用来消除症状及降低体温的。这些药物通常弊多利少，因为它们会刺激过度工作的肝——体内的解毒中心。一般的抗生素主要作用是刺激肾上腺，以达到清除血中毒素的目的。如果肾上腺很弱或衰竭，疾病就转成慢性，且通常会再发。

穷科学之力，并没有发现一种治疗感冒的特别方法。由于体内充满毒物，最好的办法是移除所有的压迫，直到体内进行毒物的排除工作。肌肉的休息是必要的，所以，病人应该立刻休息。但是肌肉的休息不及腺体休息重要，因为肝脏是过度疲劳的。

有两种方法可以减轻肝脏的负担：第一种是停止蛋白质、糖、淀粉、脂肪的摄取；第二种是尝试发现毒血症的化学特性，并给予一般剂量的、可以称得上是食疗的解毒剂，亦即清水、稀释的果汁、稀释的蔬菜汤（不加肉或其他调味料），或稀释的生蔬菜汁。这种治疗法称为"斋戒"。如果这样做再配合休息，可以说是一种理想的方法，并且一定可以避免并发症的产生。

奥斯勒爵士相信感冒应该以"置之不理"的方法来控制，但是他对这种病也提供了一种简单而有效的处方，即卧床休息，读本好书，不吃食物。而希波克拉底的名言："如果你给一个感冒的人吃，你就该让发热的人饿。"从他写这句话到现在都被认为是正确的，虽然现在已被改成"伤风要吃，发热要饿"。但是只要是人类，都会有迷信和害怕的，都会相信他们是受到外来攻击的无辜牺牲者，也将会继续利用一些提高免疫力的方法，以期逐出感冒并杀死细菌。

糖尿病

糖尿病是一种慢性病，患者体内无法代谢部分吃入的食物，特别是糖和淀粉。在美国造成死亡的疾病中它排行第七位，约有250万人被诊断出患有糖尿病，加上另外100万可能有糖尿病的患者，或更多自己完全不知道身体状况的人。

胰岛素及抗糖尿病的药丸被称为糖尿病的"救生员"。然而，事实真的是这样吗？

再一次冒着会被称为"叛徒"的危险，我仍然要反对这点。胰岛素对血管壁有害，连续使用可能会造成不同程度的动脉疾病。研究显示，身体可以忍受胰岛素注射的最长年限约为25年，到那时病人动脉会分解，接着是生命终止。糖尿病患者的身体经常处于有毒的状态，而他的甲状腺通常被过度刺激：胰岛素破坏了甲状腺的功能，且减慢了从肝脏释放糖到血中的速度。抗糖尿病的药丸也会损伤甲状腺功能，而药丸的治疗效果却非常微弱，但对其他器官的毒害（特别是肝脏）非常大。它们事实上比胰岛素更具危险性，所以服用治疗糖尿病的药丸时要特别慎重。

对于成年人的糖尿病，我已发现适宜的膳食可以控制尿中的糖分（而患糖尿病的小孩，纵然是使用了很好的治疗方法，预后也非常差。在我的能力范围内，我所能采用的方法是减少每天胰岛素的服用量，从40单位减至5或10个单位，但是绝不能完全不服用）。

我通常提供给病人一种较清净的膳食。对糖尿病患者来说有价值的养生法是吃蔬菜——煮过的、不含淀粉的蔬菜和菜汤，目的是帮助衰竭的胰脏。胰脏的主要化学成分是钾的化合物，故含大量钾离子的蔬菜很有效。如果能恢复钾离子的浓度，则可以再度恢复胰脏的功能，而且还可中和过多的酸，而过多的酸往往是糖尿病的病源。

我发现控制糖尿病最好的方法是去掉他们所需的胰岛素，食用特调的膳食并卧床休息。如果病人不接受这个建议且拒绝严格管制膳食，那么我就爱莫能助了。这种膳食包括略微煮过的非淀粉类蔬菜，如芹菜、香菜、西葫芦以及豆角，全部混在一起煮成汤。病人一直照着这个膳食吃，直到尿液中没有糖分为止。他要躺在床上休息，保留他的精力，以便让肝脏和胰脏在不受酸干扰的情形下，把握一切可能的机会做它们的工作。

经过一段时间非常小心的膳食管制以后，病人可以恢复正常的活动，然后注意观察他于多久以后尿液中又有糖分出现。此时，他需要再度在床上"斋戒"，只吃蔬菜汤。通常这次只需以往一半的时间即可使他呈现无糖状态。我所要研究的是给予特别的病人一份理想的膳食，使他维持不含糖的状态，而仍然有足够的精力去做一些工作。任何一个严重的糖尿病患者，不论他体内是否无糖，都经常有一个失常的胰脏，更进一步会有一个失常的肝脏，所以任何人不该希望他百分之百完美且生活像健康人一样正常。在较轻微的病例中，病人对含限定淀粉、糖分的膳食会有良好的反应，必要时可以减轻体重并建立良好的生活习惯。

过敏性鼻炎

过敏性鼻炎的发展会伴随着鼻腔和鼻窦黏膜的萎缩，在卡他性发炎时，这种黏膜对有刺激性的花粉、灰尘、动物呼出的气息、烟或一些通常会造成剧烈的打喷嚏及咳嗽的化学药品非常敏感。但如不在卡他状态时，即使吸入刺激物也不至于引起过敏性鼻炎。

此处我再一次发现替代性排泄的过程又是盐分在作怪。除了少数的例外，过敏性鼻炎患者偏好咸的食物（又称重口味食物）。这解释了为什么流行使用含银的药物作为医药之用，如硝酸银被用做喷雾剂或涂抹剂来治感冒。但是除了排除过多的食盐以外，不消化的淀粉和蛋白质的有毒产物也会引发过敏性鼻炎。含高量维生素的新鲜的春、夏两季水果，通常都会刺激内分泌腺，使其功能活动范围增加，而带来过敏性鼻炎的危机。这说明了当花粉量增加时，过敏性鼻炎也非常盛行。但是记住，此期间吸入刺激物并不都会造成过敏性鼻炎，除非黏膜已经发炎（就如一些灰尘或异物只在有恙的眼中造成剧烈的刺激，而在健康的眼中不会）。

应食用较少量的盐，戒食那些可造成毒血症的蛋白质和淀粉，控制食用可能引起这个毛病的水果。同时不该遗漏了内分泌腺，因为在炎热的环境中，热会刺激肾上腺，如果这种腺体的功能过盛，相对地便会透过交感神经系统刺激甲状腺，然后就会经由黏膜发生甲状腺的替代性排出，加重过敏性鼻炎的症状。所以，过敏性鼻炎患者在较冷的天气中症状会缓解，但如在毒血症存在的情形下，肾上腺很弱而甲状腺仍然够强壮可以产生替代性的分泌时，患者即使换到较冷的环境中也没用。

妇女病症

大多数的妇女会忽略和忍受不正常的月经周期。在"多数人都是这样"的错误观念下，妇女已被误导以致相信病态是正常的，只因太普遍了。我相信继续服用阿司匹林药丸缓解不舒服的妇女正处于毒血症的状态下，因为肝脏已无法履行作为过滤器官的职责，血液已被不消化的产物所污染。如果不能经由其他替代性的通路排除，则会使病症很快地转成致命的疾病，例如结核或癌症。女性通常都具有的安全瓣膜（亦即月经周期）如果不能完成其本身天然的目的，就会转变成一种垃圾的过滤器官，造成子宫慢性发炎。几年下来，为了帮助清除血中具刺激性的毒物，子宫遂发展成肿瘤或退化，使得子宫切除术对大多数的妇女而言成为唯一可以用来解决问题的办法。

■子宫是排毒的最大门户

研究显示，一般月经有很多种不正常的情形：疼痛、痉挛、月经过量等是最常发生的。众多的流行药物因此出现，以解除这些痛苦。当血毒寻找着一个经由子宫月经周期排出的出路，发炎和刺激黏膜的结果会使得器官进入痉挛状态，然后出现疼痛或抽痛的症状。如果毒性较弱，病人只在骨盆腔有沉重或充血的感觉，一旦经血开始流出，人体会尽可能地将血中毒物排出，使子宫深层发炎。本应该是正常的经血流出，会发展成出血，且有时维持好几天，使病人处于贫血的状态。神经质、失眠、头痛、沮丧性的疲乏接踵而至。对某些可扩散的毒物，肾脏无法过滤，以至于可能有轻微到严重的水肿发生，体重也会增加。

经血的性质依毒物的化学成分而异。鲜红、多量、无臭的血并发严重子宫痉挛，显示其乃不适当消化的糖和淀粉产生刺激物的结果，对人有毒的毒素乃是无法完全氧化为二氧化碳和水的酸。如果月经的血为黑色、味臭，且带有凝块和丝状物，则表示有蛋白质消化不良产生毒素或化脓的现象，而蛋、奶酪和美味的肉会使得月经的血有恼人的味道。明显地，被选为生殖器官的子宫在化学药物的压迫下，可以成为排除废物的器官。

不健康的妇女不单只在有月经来的年龄要忍受很大的痛苦，甚至还要面对停经时更严重的折磨。健康妇女的正常停经是没有病状的，只是月经停止而已。

身体不健康的妇女，排经可以使其体内的毒物负荷获得纾解，而停经却是其生命中最大的转折点。有如水坝突然阻挡了激流的去路一样，回涌的水淹没并蹂躏无数的身体组织。于是，一连串新的疾病便产生了，其中有停经期的潮红、神经衰弱和意志消沉、头痛、关节炎、神经炎、轻度或严重的心智失常、肠胃消化不良、阴道有刺激性分泌物、心悸和呼吸短促。

■利用饮食解毒

不幸的是这个经由子宫的替代性排除的停顿，也许会带来更严重的后果。当出口被停经闭塞后，毒素仍然继续向子宫方面下坠并渗透，于是炎症便慢慢增加，最后便有水液溢出。这些溢出物有一种特有的金属气味，可以从子宫的淋巴管渗出——这是癌症的第一个警讯。

　　希望有一天在经过仔细研究病人的身体化学作用、膳食作用、腺体的遗传和肝肾功能后，能够教导癌症高危险人群改变错误饮食观念，从而避免成为癌症的俘虏。

　　幸好，有许多方法可以减轻患有轻微的行经和停经障碍的病人的不适。我发现可用减低血中毒素浓度的方法来减轻痛苦，只要在月经开始前一两天限制她的膳食就可以了。如

你平时就要注意身体。
年轻的时候经期就这么不舒服，
等你岁数大了更年期停经的时候，
体内的毒素无法由月经排出，病状就更多了。

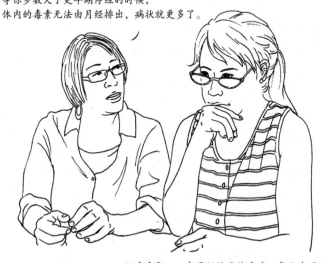

好难受啊，一来月经肚子就疼痛，怎么办呢？

果适当的解毒剂是一种酸时，可食用稀释果汁，每小时服食一次；假如它是碱时，可食用稀释的生菜汁、酵母或无肉菜汤。在这一两天内不要吃其他食物。当血毒减少时，尿液的酸性会减低而颜色变淡，因此时常检查尿液是弄明白限制膳食的期限的宝贵标准。血液清洁时，内分泌腺才能发挥正常的作用。

停经困难的病人应该尝试选择某一种膳食来调节其情绪并进行适度的运动。通过调整膳食可以减少血毒并改善排泄，这样常常可以减轻大部分的痛苦病症。其实这些症状只不过表示甲状腺在试着解除困境而已。

最后，我对疾病下一个简单的结论：替代性排除对每一种疾病都扮演某一个角色，而疾病的名称是由所牵涉的器官来决定的。每一个病例都是因为另一个腺体要起补偿作用，而导致该类型腺体功能的不平衡或不正常。合理的治疗有赖于随着解毒而生的修复作用和病人对重新开始新的饮食生活的意愿，这样才不会逾越某种牵涉在内的器官的有效范围。

第四章　食物是最好的健康助手

你还吃什么维生素片啊?
今天晚餐吃的芹菜和生菜沙拉
里面含的维生素比这一瓶子里的都多呢。
以后多吃蔬菜，别老抱着药罐子。

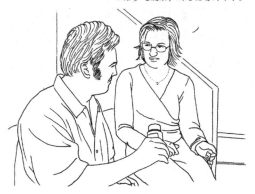

在肝功能健全时，任何一种食物都可以发挥最大的功能，帮助人体进行自我修复与同化作用，特别是新鲜的蔬菜，生乳与酵母，在适当的状况下食用，都是很好的救星。

　　营养的最佳来源是食物——越新鲜、越天然的食物越好。至于药店中某些无生命的合成药物，则可能是引人走入疾病胡同的引线。

第一节　蛋白质：身体的建筑师

当大块的烤牛肉成为英国人的食物时，它温暖了我们的心，充实了我们的血，使我们的军人勇敢，让我们的朝臣善良。啊，伟大的老英格兰烤牛肉！

——理查·李维利基　英国著名贝斯手

蛋白质时代的来临

今日的美国人甚至比以前英国老禁卫军（译注：Beefeater，"吃牛肉者"）更注重蛋白质。他们以《重要的氨基酸》和《蛋白质足够与不足够的比较》等学术资料在报刊杂志上著文疾呼。毫无疑问，为了生存，身体一定要从食物中获得蛋白质（蛋白质一词的原意是"最重要的"）。我们知道每一个生物，从大象到肉眼不可见的滤过性病毒，基本上都是蛋白质。完整的膳食必须含有丰富的蛋白质，因为这个有价值的物质不断地分解以建造、修复、形成体内的调节器，燃烧以产生能量而变为碳水化合物与脂肪。

但是今日的美国人，从婴儿到老人的膳食都是依照报纸上常见的促销花招所标榜的来烹煮，他们是否太过倚重蛋白质食物呢？站在占优势的蛋白质那个方面来说，我们是否狼吞虎咽了太多的肉类？这是否会造成蛋白质过量？营养科学的出现，有没有过分强调蛋白质在人们膳食中的重要性？

当然，蛋白质在我们的膳食中极为重要，它是每一个活动的基础成分。美国人不用远寻，他们在肉类、家禽、鱼、蛋、牛奶、奶酪以及富含蛋白质的植物性食物如谷类、豌豆与花生中便可找到超量的蛋白质。

虽然蛋白质是真正的身体建筑师，但有时，在某种情况之下，它亦会成为身体的杀手。

蛋白质的功效

为了解蛋白质在体内所发挥的功效，我们必须从原子开始讲起——它是已知的最简单的化学物质。原子是以字母来命名的，如 O 代表氧，H 代表氢及 N 代表氮。两个原子是可能结合的，如钠 Na 与氯 Cl 合成普通的食盐。集合两个或更多的原子就称为分子。当分子的原子数目增多时，它的体积也自然增加。简单化学物质如 NaCl 只有小数目的原子，化学上称这些为无机化合物；由很多原子复杂地集合在一起，通常是围绕着碳原子而成的，称为有机化合物。

有机分子称为"胶体"的，构成了极多复杂的植物或动物的身体。当胶体分子含有氮时，就称为"蛋白质胶体"，动物及植物的身体就是由蛋白质胶体构成的。植物的根深埋在湿润的泥土中，吸收无机矿物元素，然后利用太阳光的能量将它们转变为有机胶体物质。这时来了头公牛，吃了这些植物，它的消化过程遂将植物蛋白转变为它的肌肉。人类的天然食物就是植物或嗜食植物的动物。我们知道没有补充适当的蛋白质，人类是不能生长、发育及修复损伤的。

蛋白质构成身体的细胞，不论骨的钙蛋白，肝的钠蛋白，胰脏的钾蛋白，脑及神经的磷蛋白，血红素的铁与铜蛋白及结缔组织的硫蛋白，甚至微量元素与维生素都是蛋白质。

人从动物或蔬菜中获得必需的蛋白质。乳类制品、蛋及动物的肉都含有动物蛋白质，所有的蔬菜亦都含有蛋白质，豌豆与豆角中的含量尤其丰富。很多人认为人类膳食里蛋白质的来源中，动物蛋白质比植物蛋白质优越，很不幸，这个观念导致普遍的误解，认为人不能从纯植物蛋白质中获得力量与健康。但事实是吃草的动物可以只用草与叶来建造强壮的肌肉与骨骼。大象以叶为生，而叶里的钙蛋白滋养着巨大的象牙；麋鹿每年只要几个月就能长出巨大的角，冬天又脱落，而麋鹿的饮食只是水生植物与绿叶。

经过消化与同化，人体将食物的蛋白质分解为它们的基质——氨基酸。我们必须谨记一点：不管氨基酸的来源是植物或动物，它们都是同样的氨基酸。作为食物，它们对身体同样有用。只要人的肝脏机能正常，就可以单单食用动物性或植物性蛋白或两者并用，而得到良好的健康。

年轻的动物肝脏对乳类——世界性的蛋白质——有正常的消化功能。对所有哺乳类动物而言，没有其他东西可以代替被称为"最接近完美的食物"的母乳。母乳含有蛋白质、碳水化合物、脂肪、数种维生素及所有需要的盐类。当动物

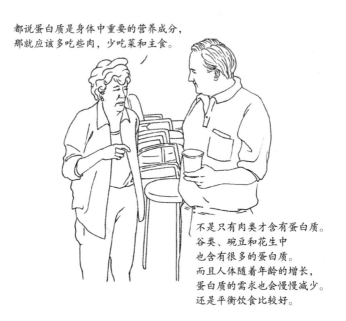

都说蛋白质是身体中重要的营养成分，那就应该多吃些肉，少吃菜和主食。

不是只有肉类才含有蛋白质。谷类、碗豆和花生中也含有很多的蛋白质。而且人体随着年龄的增长，蛋白质的需求也会慢慢减少。还是平衡饮食比较好。

断奶时，其他类型的动物或植物蛋白质取代它的地位，蛋白质的性质则依环境及该动物的肉食性、草食性或杂食性而定。蛋白质是膳食中最主要的成分，它必须有适量的供应，尤其是在人类或动物的发育期间。但当年龄渐长，蛋白质的需要量也渐次减少。

细胞生长的要素

蛋白质经过消化后分解为简单的分子，称为氨基酸，它是身体肌肉的基石。蛋白质有十万至百万种之多，科学家一直在试着去了解蛋白质分子是为何及如何工作的——这是一个令人敬畏的问题。我们知道蛋白质的消化是从胃开始再到小肠。肝脏将有用的氨基酸及其他元素制成身体主要的蛋白质，没用或有害的即随胆汁排出。人体的细胞除了获得营养以外，还需繁殖与再生，这要把我们带回到前面曾谈及的人体细胞的神奇功用，它对人体如此的重要，故有再次提出的必要。

细胞的繁殖是根据甲状腺分泌物中的一种碘化合物而定，这种内分泌物由称为小淋巴细胞的白细胞带至细胞。细胞的再生与繁殖不可能在缺乏淋巴细胞或甲状腺分泌物的情况下进行。人体细胞再造的速度变化很大：在胚胎期它的速度很快，在成年期则变为迟滞，而在组织修复期，它的速度又近似胚胎期。在孩童及青春期的快速生长中，血细胞计数显示有超量的小淋巴细胞出现，这称为孩童期的白细胞过多症，被视为正常的现象。

当身体的细胞因意外或疾病而受伤或遭到破坏时，细胞即迅速进行修复与繁殖。为了让这些过程顺利进行，身体供应丰富的小淋巴细胞到受伤的区域。小淋巴细胞涌入受伤或得病的组织是组织学上的事实，这明确地显示淋巴细胞所携带的元素对细胞再造是不可或缺的。白细胞减少症患者组织修复速度的缓慢，可以支持以上所说的论点。

由于要达成生物学的再生现象，小淋巴细胞不可缺少，那么相信它们携带着重要的元素，应不为过——就算其中有些是在血管途中或淋巴循环系统随手拣来。为了表明并支持此说，我们且从小淋巴细胞的制造中心——脾脏开始，一直追随到它的目的地——生长细胞。淋巴细胞由淋巴小管带出脾脏后，渗入小肠绒毛区里，那儿充满着刚分解蛋白质而得的氨基酸，然后淋巴细胞就验收这些充满食物的淋巴细胞至较大的淋巴管，再由锁骨下的锁骨静脉将它们排出。这条静脉里的血含甲状腺分泌物特别丰富，因为甲状腺也将它的分泌物排至锁骨下静脉，这样可以方便淋巴细胞充满甲状腺分泌物。没有了这样的淋巴细胞，体细胞就不能生长与繁殖。

胸腺位于甲状腺的附近，这也可以解释甲状腺激素进入小淋巴细胞的重要性。胸腺也是淋巴细胞制造中心之一，许多胸腺静脉直接流入甲状腺静脉，在生长早期与青春期，胸腺的大小和活跃性与孩童期生理性的血液计数增加相呼应，而在身体成熟后胸腺萎缩，这些都强烈支持胸腺是生命早期主要的淋巴细胞制造中心的假设。为了使胸腺与甲状腺保持工作秩序，发育中孩童的蛋白质必须经过十分小心的选择。对身体主要的碘中心——甲状腺，必须供给它含有可资利用的碘的蛋白质；对胸腺与淋巴细胞，要给以含磷氨基酸。对个体的生长与发育来说，提供正确与适量的蛋白质确实是最重要的步骤之一。

正确与适量的重要性

有一点需要谨记的是，由于蛋白质是一种有高度激发性的食物，而且味道怡人，所以它的消耗，常会超出身体的真正需要。在《普通生理学》一书中米切尔医生说："已经证明食物蛋白质增加，本应与之相应增加的"总氮平衡"却落后了。结果身体的氮平衡会改变到一个新的较高的水平，同时，相当数量的新蛋白质必须积聚于体内，也没有替代性排泄来排除超出的含氮废物。如果以超出真正需要量的蛋白质喂养一只用作试验的动物一段时期，它可以弥补一段颇长时间缺乏蛋白质的膳食的影响。作为蛋白质的有限度储蓄器的器官包括肝脏、肠与肾脏，以高蛋白膳食喂养试验的动物后，这些器官的重量及其蛋白质的含量都会增加。"

统计显示一个美国男子每年平均吃肉约 86 千克。这是一股营养的风潮，在这个时代中，成年人与生长中的孩童一天吃 3 次肉。肉能充分满足食欲，它对身体有一种温暖的效果。吃了富含蛋白质食物后，它的代谢刺激效果会维持数小时，这就是为何吃了一块牛排后饥饿感要迟迟才再来的原因。

因为它有刺激效果，所以膳食中过多的蛋白质会给人一种健康愉快的错觉。但是，对医生而言，健康与这种刺激是有很大的分别的。很少人知道健康与刺激的分别，有关刺激会导致变性疾病的事实，甚至医生也不见得都知道。当这类疾病发生后，很可能需要使用去蛋白质的膳食并维持数年之久，以便能使身体耗尽多余的蛋白质，直至恢复正常的氮平衡为止。

假如这种蛋白质超量的情形只不过是由于吃太多经过适当处理的天然食物（天然取得而不是制炼的食物，如糖与面

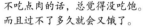

不吃点肉的话，总觉得没吃饱。
而且过不了多久就会又饿了。

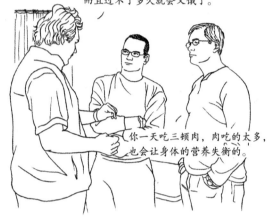

你一天吃三顿肉，肉吃的太多，
也会让身体的营养失衡的。

粉），而肝的处理也妥善时，此结果不会很有害。适当烹煮
的天然食物并不是指烧烤、腌制、盐浸或烟熏的肉或鱼，和
以苹果派为甜点的大餐。如果你吃得不当，你身体的大部分
活动就是在排除你吃下的"非天然食物"。当吃下不适当或
烹煮过久的蛋白质，它们在肠内腐化并酸化肝脏——这是导
致变性病的基础——这样就只有悲惨的结果了。

　　既然肝脏是身体极为重要的器官，让我们看看它的进化，
了解哪一种蛋白质是最适合它的。我们知道"动物时代"经
过了约 6000 万年，而人类的发展只有约 100 万年，人的肝脏
是从动物的肝脏进化而来，原始人的膳食极为简单，有数千
年之久他们是完全生食的。假如身体极为衰弱或患有致死之

病时，古代人也如现代原始部落的人一样，知道粗蛋白质膳食的价值。希波克拉底以奶给结核病患者作为药物，以后的医生则用生血，认为这对此病的治疗更为有利。

肝脏的代谢功能决定食物的种类

生乳是最易消化的，高蛋白蔬菜如豆类、种子、谷类等也有它们的价值，但都比动物蛋白难消化。蛋白质的最佳选择（即使完美的蛋白质）也要依每个人的肝脏代谢功能而定。

最后，让我强调供应正确与适当的蛋白质的重要性，这对生长中的孩童尤其重要。蛋白质是身体的建筑师，但是只有合适的蛋白质才可以受人体肝脏控制，也才能建造健康的身体。我们仍然拥有穴居人类的肝脏，故必须有选择及有区别地利用我们可选的蛋白质。羊肉对人类最有价值，但必须生吃；其次是牛肉；鱼、家禽肉及海产，除非是生吃，否则通常都会烹煮过度，而在肠内腐化；猪肉（虽然我从不建议用它）、腺体、内脏及脑也一样；蛋最好是生吃或略煮即吃。

比方说，咽下生蛋黄可以很快地使空竭了的肾上腺再造。蛋黄富含卵黄素，是一种磷酯类，可以提供所需的磷。

我偶然用这种治疗法帮助到了好莱坞的一位知名专栏作家。有一天，她在街上走时，突然昏倒。当她来到我的诊所时，她很害怕，因为她是那种自豪地称能随时随地照顾自己的女人。她非常勤劳地工作，她告诉我最近完成了一本书，使得她要参加各种宣传会，包括在加拿大的旅游演说。除此之外她每星期要写 7 个专栏，每个月写 2 篇杂志小说。我检查的结果：她太疲惫了。我坚持她要马上接受我的治疗。

"为什么？"她问我，"只因为我太疲倦？"

"不是的，"我坦白地告诉她，"只因为如果你再次累成这个样子，下次晕倒时你可能就爬不起来了。"

我把她安置在一间昏暗的房间，不许她与任何人谈话或看电视，她的膳食是稍微烹煮的蛋黄、豆角与西葫芦煮成的汤。

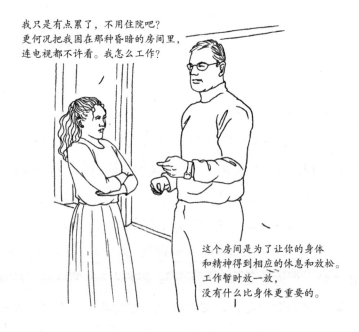

"我会发疯的。"她说。

我回答说："我们等着瞧吧！"

第一天她辗转反侧，断断续续地睡。第二天她睡了 5 小时，第三天睡了 10 小时。以后继续增加直到每天睡 14 小时，而其余的时间她都能放松自己。10 天后我告诉她，只要她放轻松不要紧张，就可以起床并恢复工作了。

从那时起，她就生活得很好了。

第二节　过多的蛋白质会伤害身体

他的食物是荣耀，但——对他的心灵来说，是毒物；对他的身体来说，是毁灭。

——亨利·泰勒　爵士

过多的蛋白质会伤害身体

如果我们将上面诗中的"荣耀"改为"过多的蛋白质"，就会破坏这美丽的隐喻，但从营养与疾病的角度来看，这是正确的假设。

如果我们不留意饮食，蛋白质可能会成为身体的杀手。

对于生物，蛋白质是绝对必需的，因为它是每一个活细胞的基础成分，不管是人类的肌肉、脑或指甲，树干和枝叶，动物的皮毛，或任何生长的蔬菜都需要蛋白质。

蛋白质可以如脂肪一样在人体内燃烧而产生热量，它又可以改变为碳水化合物，但是碳水化合物与脂肪不能做蛋白质的代替品。实际上，身体不可能在没有适当和适量的蛋白质供应下生长、发育或修复损伤。对每一个动物或植物体来说，它们所需要的蛋白质都有或多或少的不同。因此，要发掘哪一种蛋白质是最适合人体的，我们就要先问自己：蛋白质实际上在人体中做些什么工作？

为了便于解释，让我们再次将人体看成内燃机。机器的能量来自富含碳的汽油的燃烧；人体能量与热来自糖的适当氧化，而糖以碳为主要成分。糖或直接由食物而来，或由淀粉与脂肪分解而来。内燃机由金属制成，当有损坏时，必须由含相同原料的新零件来修复；同样，人体由蛋白质组成，所以必须以蛋白质来修复。汽油在使用前必须贮藏在附属的油箱里，这会将整个机器的构造变得较为庞大；过多的糖、淀粉和脂肪在人体也会产生同样的效果。如果太多的金属如额外的汽化器、活塞环、汽缸等附加在内燃机上，机器就会显得混乱与拥挤，结果，它便活动得很差或是完全损坏；人体多余的蛋白质也可能使一个人活动不良或健康完全受损。

一直以来，医学界人士还相信多余的蛋白质大多会被身体，主要是肾脏所排除，现在我们知道多余的蛋白质会贮藏在体细胞内而招致不幸的后果。例如过酸体质主要是由于肌肉中有过多的蛋白质，这对大部分人来说可能是新鲜事。但是事实上当身体为多余的蛋白质所饱和时，氮的代谢即被干扰。所有的蛋白质都由氨基酸所组成，它制造新肌肉，也维持现存的肌肉，但是存在太多的氨基酸会干扰体内的酸碱平衡，引发不好的后果。

很多医学界人士都密切关注食品制造业者所广告的"蛋白质狂热"。我十分赞同他们之中的一位小儿科医生小艾密特·赫特，他在《研究医学》中写道：

由于我们现时的不确定证据，我们可能已经摄取了超过正常需求量的蛋白质。又有谁能证明我们继续以蛋白质来充实我们的膳食是正确的呢？然而要如此做的压力很大：谷类麦片产业注意到蛋白质，而且已开始以蛋白质和氨基酸来增强它的产

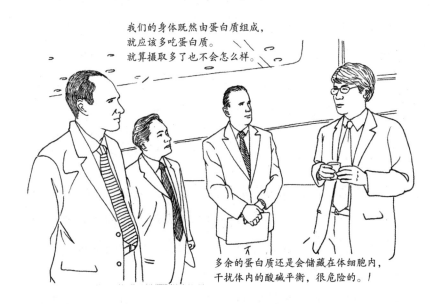

我们的身体既然由蛋白质组成，
就应该多吃蛋白质。
就算摄取多了也不会怎么样。

多余的蛋白质还是会储藏在体细胞内，
干扰体内的酸碱平衡，很危险的。

223

品；各种食品厂家都热情地标注产品的蛋白质含量与质量。作为医生，我们希望安全，而且提醒我们的病人使他尽可能不冒险。但是顺着这趋势前进是否安全呢？或者现在是我们叫停的时候，直到我们可以估计出现有的膳食的作用，然后才朝"加强蛋白质"的路上行进。

蛋白质的需求量由多到少

关于人体对蛋白质的真正需要量，我们可从自然界中学到很多。最简单的例子莫如不同动物的幼儿在生长中对母乳的需要。只要小牛所吃的母乳含有丰富的钙蛋白与制造肌肉的蛋白素，它们骨骼的重量每个月就会增加 1 倍。山羊生长比较慢，所以对乳中类似的蛋白质的需求比较少。但人类的婴儿生长更慢，新生儿吃丰富的母乳，他的体重经过 6 个月才增加 1 倍，而其后任何 6 个月都不会有同样的事情发生。因此当达到成熟期，生长过程慢下来时，蛋白质的需求降到最小量，只要能够维持氮平衡就够了。年龄日长，这个最小量也越来越小。不过，受伤、手术或大量体力劳动后，蛋白质的需求会暂时增加。

不幸的是，膳食中特别是肉类（肌肉组织）中的蛋白质所引起的刺激，常被误认为是健康的表现。人们错误地相信"高蛋白膳食"有益，并急切地需要它。母亲们依着广告找寻什么食物对婴儿最好，然后用她们的车子载满大批的杂货回家，但是大自然告诉我们，母乳才是生长中的婴儿所需要的食物。事实上，它是唯一为此而制造的食物。

猫是肉食动物，当 10 只年幼的小猫被放在实验室里做肉类膳食的实验时，它们会发生痉挛，这种痉挛直接来自于不适当的蛋白质消化不良产生的毒血症。小猫的肝脏不能代谢这种蛋白质，我相信有些孩童的严重疾病如风湿性心脏病、白细胞过多症和小儿麻痹症的增加，正是在提示可能膳食中含有不适当的蛋白质。同时，在过去的 70 年里，中年人的癌症与心脏病患者增加了一倍多，或许也指出同样的营养偏差。当我开始行医时，一年只看到 2 ~ 3 个癌症病例，而今，我一个月就看到 6 ~ 8 个。是否过去 25 年来的蛋白质狂热就是导致癌症增加的原因呢？

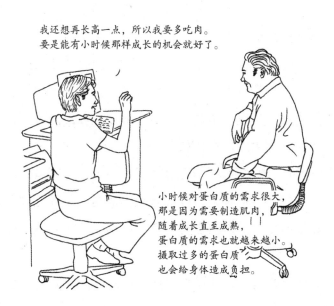

我还想再长高一点，所以我要多吃肉。
要是能有小时候那样成长的机会就好了。

小时候对蛋白质的需求很大，
那是因为需要制造肌肉，
随着成长直至成熟，
蛋白质的需求也就越来越小。
摄取过多的蛋白质
也会给身体造成负担。

如果要了解被我们吃下的蛋白质变成什么了，我们就必须将注意力转至肝脏的化学作用上去。就算会让你讨厌，我也要重复：人类以他和始祖同样的肝脏度过了过去100万年的演化。人的肝脏是为某种蛋白质的质与量而设计的，健康与长寿必须依靠在膳食中吸取那种蛋白质才能获得。

生的蛋白质为原始天然来源

通过研究原始人的生活，例如现时生存于澳大利亚的少数部落，我们得知早期膳食中的蛋白质是生的蛋白质，肉类、血和骨髓都是在生的状态下被食用的。我们也知道爱斯基摩人和太平洋西北岸的印第安人吃生鱼和生鲸肉。今日的爱斯基摩人也会将一些肉拿去煮，但通常只是将它解冻而已。我们有科学的资料证明爱斯基摩人虽然受冰点以下的环境所限制，但仍然是世界上体格最好的民族之一（有好的牙齿和骨头）——这是指他们"屈从"于"文明的膳食"以前。

探险家斯蒂芬森在北极所做的膳食试验，提供了有关蛋白质消化很有价值的资料。斯蒂芬森居住在北极数年，只以肉类和脂肪维生。他很快就发现在那里旅行常为庞大的装备运输所阻碍，他想到，尤其是在漫长的冬天，当苔原已冻结时，为什么不能沿途捕捉猎物呢？海豹多的是，而且可以在雪地的气孔里捕捉它。偶然也有北极熊游荡至营房附近，他发现熊肉也很好吃。

他从爱斯基摩人那里得知他们良好的健康来自于吃生的

肉食，主要取之于海豹、海象，以及鱼的血、肝脏和骨髓。有一次他带着一群强壮的年轻人，大多数都是大学生，进入北极。在那里他供给他们生肉作为食物，而他们仍保持良好的身体状态。起初生肉使这些年轻人作呕。在最初的数周里，他们常常将食物吐出来，但是最后他们习惯了，而且吃得津津有味，既无消化不良也不会便秘。不但如此，他们发现烹煮或在肉上加盐会引起严重的消化不良。斯蒂芬森重复这个膳食试验多次。另一位北极探险家麦克米伦也证实了斯蒂芬森膳食的价值。

在遥远的北方，生肉是最实在的食物，不单因为它是唯一可能的食物，而且在那种天气下，它既能使人发热又有激励性。在热带，虽然那种膳食将会给人带来灾难，但聪明的造物者代之而给予人类种种新鲜的水果。

斯蒂芬森的试验中有一个问题，那就是为什么熟的肉类会引起消化不良？如果坚持吃熟肉，是否会生病？为了找寻答案，我们需要研究尿液的化学成分。吃下天然、生的肉类时，尿液中不含有未消化的蛋白质腐败酸。这引导我们观察并且得到结论，那就是烹煮蛋白质越久，尿液、汗水甚至身体其他分泌物中的腐败性产品的量也越多。胶体化学称生的蛋白质为亲水胶体，熟的蛋白质是疏水胶体，这明显地表示两者分子的排列不同，疏水胶体的形态不易为人类消化器官所消化。生的鸡蛋白和熟透的鸡蛋白的区别就是一个简单的例子，前者溶于水，在肠内无腐败性，对酸、碱、盐都有它的特性。

很多大大小小的疾病都是由于熟蛋白质消化不良造成毒血症而引起的。

熟肉可能会引起消化不良

　　这些试验的结果虽然使人相信，但不能使人心悦诚服（对这方面我需要澄清一下，我不吃生肉或任何肉类，因为我对肉的消化不佳，我也没有给我的病人开生肉配方，虽然可使他们较健康。但如果有足够的证据证明，他们的胃肠能够容忍它，或者他们比较喜欢那样，我会为他们开配）。但是半生或未熟透的肉适合某些人的口味，而且其肝脏也比较容易接受。在行医中，我发现稍经烹煮的肉类所引起的腐败酸可以轻易地被同一餐吃下的生的或熟的非淀粉类蔬菜所中和。当我的病人中"喜欢熟牛排和炸薯条"的人改吃生羊排、蒸西葫芦、马铃薯和一大盆杂菜沙拉时，他就会获得健康的奖赏。幸运的是生乳和生蛋白对大部分的病人都没有发生口味的问题。

　　已故布登杰医生的实验，证实了熟的动物性蛋白质可能会成为不健康的物质。布登杰医生以天生是肉食动物的猫来做实验，生蛋白质的膳食使它们保持良好的健康状况。在超过5年的时间内，他以109只猫做了很多令人信服而不能反驳的实验。他监督所有的喂食，同时，都用同一胎的猫来做实验。在整个实验过程中，只要它们保持吃生的蛋白质膳食就不会生病。事实上，它们活到很老。

　　但是吃熟蛋白质的猫全部生病，而且它们的病与人类的相似，常见的有牙龈溢脓、牙齿掉落、脱发、骨质疏松、关节炎、骨炎、肝脏萎缩与硬化等。

　　布登杰医生的工作范围很广，有兴趣者可以研究他的科学论文。他的观察中有4点要注意：

　　一是那些以生蛋白质作为膳食的猫可以保持健康，而吃熟蛋白质的猫则容易生病。

　　二是被不恰当的熟蛋白质膳食侵害过的猫，不管你如何小心地改喂以生蛋白质膳食，它永远都不能恢复良好的健康。

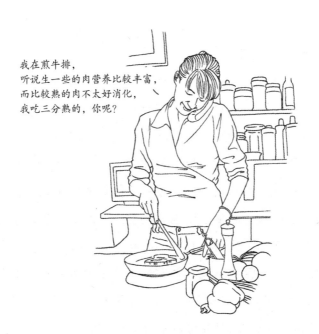

　　我在煎牛排，
　　听说生一些的肉营养比较丰富，
　　而比较熟的肉不太好消化，
　　我吃三分熟的，你呢？

三是不合理的蛋白质膳食对肝脏的损害是渐进的。粪便中的胆汁毒性很大，甚至连用猫的排泄物施肥的土壤也会使草被侵害而不能生长。

四是这些猫的第一代有显著的不正常，第二代常常是生出来便死亡或有病，而且再没有第三代了，因为母亲已失去了生殖能力。

布登杰医生用做实验的熟蛋白质包括已经消毒过的牛奶，放射线处理过及煮过的含维生素 D 奶油，奶酪和冰淇淋，同时有罐装奶和奶粉，熟蛋，炸、煮或烤的肉以及盐腌和熏干的肉。布登杰医生重复了他的实验数次，我认为有一定参考价值。

肝脏与蛋白质的消化

在消化进行时蛋白质有些什么变化呢？当你吃下了任何一种蛋白质，肝脏即自动准备消化它。这个功能受腹部上方的神经网——腹腔神经丛所支配。肝脏为蛋白质设立了一个化学表，我们称之为蛋白质甲的化学表，但是在同一餐内，也可能同时吃下几种蛋白质。以一个简单的例子来看，且说蛋白质甲是肉类，而蛋白质乙是奶酪。蛋白质甲的化学表与乙的是不一样的。然而，肝脏不可能同时处理两种蛋白质的消化作用，因此腹腔丛或腹脑即忙于从 3 种防卫机制中选择一种出来以解除肝脏的困难：一是将食物呕吐出来，这是小孩子最强烈的反应，同时亦可以解释为何你的小宝贝吃下丰富的吐司汉堡、冰淇淋、蛋饼、可乐和糖果后便那么容易呕吐。二是胃的肌肉控制只允许一种蛋白质通到小肠，而阻碍第二种的通过。这种奇异的现象已为部分灌肠法和放射线证据证实。三是引起蠕动的增加，腹泻就是明证。

神学家从良知低沉、轻柔而微弱的呼唤中获益不少，而我希望你们注意腹腔神经丛低沉而微弱的呼唤，这是大部分人都不曾注意到的。当一个人一次吃下多种食物时，身体即以打嗝的形态发出一个悲痛的信号。大部分人认为打嗝是消化的失态，但是实际上它是婴儿"反吐"现象的遗留。你应该学习注意身体的这种小警告。消化不良与腐败的蛋白质所形成的酸和其他废物很容易在尿液中辨认出来。科学上，它们属于酚、粪臭素、尿酸与毒性胺等类，它们通常从黏膜被替代排除或扩散至脊髓液中。

我要重复指出的是，蛋白质煮熟或加热得越久，胶体的改变也越多。亲水胶体变为疏水胶体，人的原始森林时代的肝脏有处理亲水胶体的装备，此胶体的废物能够很轻易地被肝内的钠中和并在胆汁中以无害的胆酸钠盐形态排除。肾脏也帮助移走氮废物而成为尿素。

在结构上，蛋白质与糖、淀粉和脂肪不同，它的成分含氮、硫、磷、镁和很多其他微量元素。糖、淀粉和脂肪（碳水化合物和碳氢化合物）含碳、氢和氧，这些均不会因加热而变质或被破坏。但是加热会改变蛋白质，使之易在肠内腐败和引起严重的干扰。就是这些因素使得孩童和成人生病。

餐后甜点的杀伤力

冰淇淋是你最喜欢的餐后甜点吗?

那么,让我们听听有关这平凡的混合物的科学见解。扩散性毒素的普遍来源之一就是冰淇淋。它看来无害而且是流行的餐后甜点,不论是最佳的自制品还是粗糙而富含乳溶剂的量产商品,都是高度腐败性的蛋白质混合物。美国消耗的冰淇淋比其他任何国家都多。研究蛋白质腐化的先锋艾克西麦·吉布森医生在《饮食是什么和不是什么》一书中对有关美国人喜爱的点心做了些有趣的研究:

冷冻过程给鲜奶油的生理腐败涂上最后一笔,易发酵物质如牛奶、鲜奶油、水果等,在接触到霜时便立即分解。再者,霜只能暂时阻止细菌的活动,而被扰乱了的冷冻物质的分子是永久性的威胁。当冰淇淋在胃里融化时,入侵的微生物马上恢复,并且增加它的破坏性工作。因此本应可以起而抵抗入侵微生物的生理系统,现在也变得束手无策了。好像古老的冰河融化时,从它们的冰库里解放冰冻已久的动物组织,马上会进行元素的分解和腐坏。冰淇淋在人体内融化后,释放冰淇淋和乳细胞的尸体,使它们曝露在长驱直入的成群结队腐败菌的侵袭下。腐败在邪恶的狂欢宴里戴上伟大的骗子——糖——的面具后,已变得不能由味觉去辨认了。因为在这个冰淇淋的"生理葬"中,冰做了涂香油者的工作,而糖则是液体香油。

其他腐败性的产物也可以引起同样的毒血症。在夏天,很多人都吃冰淇淋，尤其是小孩子，手里握着发热的零钱，冲至街上的冰淇淋便利店。那么，小儿麻痹症的流行和夏季吃冰淇淋是否有关联呢？有些医学界人士认为有。我们劝导父母禁止他们的小孩子在这段时间吃冰淇淋。这是因为当不能完全消化的冰淇淋导致的扩散性腐败酸不能完全为肝脏与肾脏排除时，它们便从鼻和鼻窦的黏膜中做替代性排除。这些症状常会引起夏季伤风。小儿麻痹症的滤过性病毒以这些分泌物为食，同时它使大部分的小孩子发炎，伴着轻微发热、不适，此外或许会使颈部出现轻微的坚硬。虽然数天后，大部分的

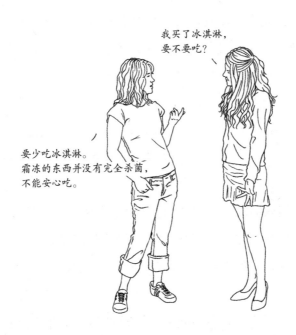

我买了冰淇淋，
要不要吃？

要少吃冰淇淋。
霜冻的东西并没有完全杀菌，
不能安心吃。

小孩都会康复，但是如果这个小孩受毒极深，而他的肾上腺功能低下，则滤过性病毒就会侵袭鼻窦的黏膜。因为脑膜与鼻窦十分接近，小儿麻痹症的滤过性病毒很容易扩散到脑部，然后再到脊髓，从而引起运动机能麻痹。只有受毒最深的小孩会麻痹，其比例仅为受滤过性病毒感染者的3%。小儿麻痹症实在是少有的疾病，它的罕见是因为它的感染比率很低。这些患者的肾上腺功能通常都很弱，因此他的抗病能力也跟着降低，他很可能是好吃冰淇淋者，而且是其他错误膳食的牺牲者。

很多科学家都怀疑错误的营养是引起小儿麻痹症的原因。本杰明·山德勒医生在北卡罗来纳州的阿修里做了一个实验，即选择一个夏天，不让小孩子吃任何的甜品。之前几年很多小儿麻痹症发生于夏天，但是在山德勒医生做实验的那个夏天，少了90%的病例，这是十分有意义的结果。那么当然要禁止甜品，包括冰淇淋了。但是如果其他的甜食也都有危险的话，那在圣诞节和复活节假期之后应该有小儿麻痹症流行——但是并没有这样的情形发生。无可避免地，怀疑的手指猛烈地指着冰淇淋这个"恶棍"。

你可能认为城市的父亲们会在阿修里的示范后采取行动，重复这个实验，不让小孩吃甜点，但是他们没有。北卡罗来纳州及邻近各州的报纸与电台曾一度报道山德勒医生的发现，但后来就没有消息了。人们都在猜测它停顿下来的原因，它销声匿迹是因为这样的宣传会危及这个地区的冰淇淋和其他乳制品的销售。

有些人认为从膳食中除去这道美好的冰淇淋似乎太严厉了，通常奶制品与人类是以一种称为"细胞的记忆"的关系连在一起的。

假如成人与小孩坚持要吃冰淇淋的话，他们应该吃新鲜打泡的鲜奶油及糖和水果片的混合物。母亲们准备这个也很简单，因为它只需要冷藏而不要冷冻。不过我仍有一个警告：绝不可将它与餐点同吃或以它作为餐后甜点，只可以作为点心或两餐之间的零嘴，因为那样的混合进食会使肝脏不胜负荷，尤其当它混合其他动物性蛋白质或植物性食物时更甚。

母乳是不可遗弃的天然食品

很多现代的医学人士在观察了婴儿和幼儿的饮食后，发现人体的耐力实在惊人，它竟能忍受这些对生命的最初几年来说非常"骇人"的饮食。受人尊敬的霍姆斯医生的观察是"一对丰富的乳腺在为婴儿调制营养液这方面的能力，比最有学问的教授的两个脑半球更为强大"。

吃母乳的婴儿的粪便较无味、无刺激性也较软；他的呼气香甜，汗无臭味；尿液不会损伤他娇嫩的皮肤，也没有强烈难闻的气味。这是因为造物者赐予婴儿一个能适应人乳的消化道，它是为了利用这个特种食物而设计的。

我们深信经过消毒的奶是所有装入乳瓶中给婴儿喂食的再制乳里最温和的一种，但婴儿在咽下这些消毒乳后，他的分泌物会变得有气味并有刺激性，而且他还会便秘。假如检验这个婴儿的尿液，你会发现蛋白质腐败的废物。经过五十多年的行医后，我发觉这是屡试不爽的。对婴儿的肝消化来说，商业产品和婴儿食物都是外来物，均可能造成腹泻、过敏和便秘。为了要克服后者，制造商便以人工的糖来甜化他们的产品，增加了它的酸性和发酵，因而产生肠气、腹痛和有毒的尿液。

乳汁是所有天然食物中最不稳定和最不耐热的，就算只是放在冰箱中24小时，也会夺去它的一些维生素和有机物。高温消毒分解掉更多，煮沸则将它变成一堆无用、腐化和使肝脏难以容忍的食物。当身体的腺体沐浴在一阵"热乳雨"中时，我们几乎可以听到长期受苦的腺体在哀号："唉！别再来了！"

为什么很多婴儿吃了非天然的婴儿食物后表面上仍发育健壮呢？这是因为他们的肝脏强壮而肾上腺也能有力维持。但是接下来的3~6岁这段期间，便好发鼻塞、感冒、扁桃体发炎和哮喘，这些都惯见于幼龄学童。

那些被布登杰医生喂以高温消毒乳的猫于3个月后死亡，而喂以生乳的猫仍然健在；吃同样的食物，小牛罕有活过2个月的。开明的小儿科医生虽然很尊敬巴斯德，但是也知道以消毒过的牛奶来喂养婴儿可能是有害的。乳品业者以巴斯德消毒法来保证牛奶可以久藏而不会迅速变酸，因为如果不经消毒很少有乳品能送达城市。但是清洁地处理过的乳品是

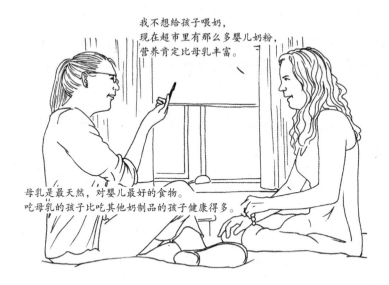

我不想给孩子喂奶，
现在超市里有那么多婴儿奶粉，
营养肯定比母乳丰富。

母乳是最天然，对婴儿最好的食物。
吃母乳的孩子比吃其他奶制品的孩子健康得多。

不需要消毒的，生乳的鲜甜和优异的品质就是明证。如有可能，应尽量用生乳。

破坏天然物必须付出代价

我曾提及加热或烹煮蛋白会使其变为不易消化的有毒物，蛋黄则较为稳定，但是将它生吃或浅煮则更有营养。肉类（肌肉）最好生吃，味道很甜美而且易于消化，而烹煮时，稍微烤到半熟就好。羊肉和牛肉是最好的动物性蛋白质。不过，我们要记着，所有煮得太熟的蛋白质都是难以消化的，尤其是猪肉、牛肉、鱼肉、家禽肉、野禽肉、海鲜和奶酪等。

很多人吃大量的肉和奶酪，表面上很健康，但迟早会付出健康的代价。医学研究发现，为了中和不消化的熟煮蛋白质的腐败产品，肝脏的钠被夺走的速度比膳食所能补充的快，但是吃熟肉的人总是缺乏含钠食物。肝脏失守，则身体的毒素增加。

当肾上腺强壮时，它们尝试以超氧化作用来补救肝的衰退，由此造成肾功能的增强。当肝和肾都衰弱时，体内的毒素常通过本来在分泌蛋白质的器官做替代性排泄。乳房企图以有毒乳汁的形态来分泌毒蛋白酸，子宫以刺激性分泌物来替代正常的月经。当酸的破坏性因替代性排泄的关系而升至巅峰时，就造成癌症。这是否可以解释为什么妇女的癌症常出现在胸部和子宫？

要终结蛋白质扮演的不够友好的角色，我们必须知道新鲜生乳才是生长中的动物或人体的天然蛋白质。制炼或添加各种成分的乳制品均不能作为天然清洁生乳的替代品，或与之相比拟。此外，我要再次强调下列的结论：一是蛋白质是身体的天然建筑材料；二是如果进食过量的蛋白质，就算是在最完美的状况下，也会扰乱身体的化学作用；三是最好一餐只吃一种蛋白质；四是加热或烹煮动物蛋白质会使之变得较难消化，并在消化时增加它的腐败。

回溯 16 世纪，塞万提斯在《堂吉诃德》一书中幽怨地问："会有嫌好东西多的时候吗？"会的，当那种"好东西"是蛋白质的时候。

第三节　利用蔬菜保养身体

蔬菜和水果比任何调配的膳食都含有更重要的成分，因为它们包含各种已知的和未知的维生素。

——罗伯特·麦克卡利逊　爵士

新鲜蔬菜对人体的好处

以战争为主题的电影里常见海军陆战队做救援的工作，而做救援工作往往会用到新鲜或煮过的蔬菜。我们要知道有些对人体健康有益的有机形态的化学物质，都可以在蔬菜及其他食物中找到。

但是要获得蔬菜有时并不容易。

我记得在爱达荷州有一个病例，当时我横越了约160千米的山艾树林去看一位受化脓性脚溃疡煎熬了数年的病人。他整只右脚肿得很厉害，在足踝之上有一个恶臭的"深坑"。

我要给他的主要化学元素之一是各种碱性蔬菜汁，又因为他的情况严重所以动作要快。但那时已是深秋，没有蔬菜，而且那里也没有任何超级市场可以供应从遥远的农场运来的新鲜蔬菜。那时候农场内唯一可供药用的植物是紫花苜蓿。

我说："我们就让他吃紫花苜蓿吧！"他的妻子目瞪口呆，但我说服了他们。我指导她们收集幼嫩的紫花苜蓿芽，然后将它剁碎，和水及葡萄柚汁混合。葡萄柚汁可在数公里外的杂货店里买到。同时还给予病人适量的蔬菜罐头、全麦面包及生乳。他严守着这个饮食法，溃疡终于痊愈而肿胀也消失了。当然，他永不再吃猪油、白面粉与白糖。

植物界含有我们需要的营养。不过，偏肉食及马铃薯的人除了他喜爱的肉与马铃薯外，对其他的蔬菜都投以怀疑的目光。在1584年首次将马铃薯介绍给欧洲人作为食物时，他们接受得非常勉强。虽然因农作物歉收而致大饥荒，但欧洲的农民还是拒吃马铃薯，因为他们相信它会引起腹泻、毒化土地并有助瘟疫的扩展。当欧洲人首次认识西红柿时，也发生了同样的事。虽然早期墨西哥的阿兹特克人认为西红柿是真正"健康"的食物，并且将它虔诚地献给他们的神，但是欧洲人避开它，视之为有毒的"爱情苹果"。只有巫师觉得它有用。

14世纪时有一位作者发现在水果成熟的季节里，腹泻不适的病症特别多，他便发出警告说："戒食水果。"他不知道肠胃病不是因为食用蔬菜及水果而致，而是由热天里满布细菌的水所引起。

在古代及中古时代，蔬菜的地位很低微，因为它不像肉类及谷类粮食一样"黏在肋骨上"。甚至今日很多主妇们仍然放弃蔬菜及水果，因为如果用同样的钱买谷类可以得到比蔬菜多20倍的能量，她们没有想到蔬菜中所含的微量矿物质及维生素的重要性。

你还吃什么维生素片啊？
今天晚餐吃的芹菜和生菜沙拉，
里面含的维生素比这一瓶子里的都多呢。
以后多吃蔬菜，别老抱着药罐子。

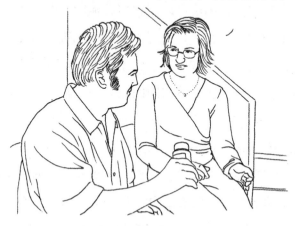

　　超级市场的一个奇观，便是多姿多彩的蔬菜和水果的陈列，有如巨幅波斯地毯一样。它们不但好看，而且充满了健康的财富——主要是天然维生素及微量元素，不过只有当它们被派上用场时才有价值。你可知道一束芹菜或一盘新鲜生菜沙拉所含的维生素与矿物质，比一整瓶合成维生素片还要多？不幸的是我们之中有很多人生长在一年中有 9 个月只有少量冬季蔬菜及马铃薯的地方，因此在孩童时代，我们的味蕾对很多蔬菜都不认识，长大后我们就拒绝接受它，而且特别固执。除了马铃薯、豌豆和豆角外，通常都拒食其他蔬菜。

日光与水经由植物造就万物

"甘蓝使我失去了第一任丈夫，"某一位妇人说，"希望我的第二任丈夫会吃它。"

如果他不吃甘蓝，你还可以用很多其他的蔬菜吸引他。植物和动物不同的是，它可以从泥土中收集无机的养分，只要有水分存在，植物的根就可以吸收土壤中的矿物元素，然后将它们运送到叶部，在那里太阳的能量将之转变为含有养分与能量的有机化合物。哲尔吉教授在他的"生物氧化的原则"的演说中对此解释得甚为完善：

细胞做任何事都要付出它的代价，而生命系统的货币就是能量。如果没有能量就没有生命。这个能量的唯一来源是太阳的辐射能，但是这不能用来维持生命，因为如果可以的话，生命便要在晚上终结。因此，辐射能被含有叶绿素的颗粒裹成小包，如果细胞需要能量，它不必利用辐射能，只要将称为"粮食分子"的能量包裹解放就可以了。生命的两个基本的反应是：制造这些包裹；释放它们。

能量 $+nCO_2+nH_2O=nO_2+C_nH_{2n}O_n$……（1）

$C_nH_{2n}O_n+nO_2=nH_2O+nCO_2+$ 能量……（2）

小写的 n 代表离子的数目；反应（2）是反应（1）的倒反。反应（1）只能在含有叶绿素的植物中进行，而反应（2）所有的细胞都可以进行，不管是植物本身或吃了植物的动物（草食动物），或吃了草食动物的动物（肉食动物）的细胞。

能量本身就是生命，而对作为哺乳动物的人类来说，植物与动物就是他们生命与能量的唯一来源。需要谨记的是动物可吃植物或吃以植物为食的动物，但人类无法吃尽所有地面上的植物与蔬菜，因为只有一部分能够供给营养与能量，其他的则是不能消化，甚至有些是有毒的。人体由地球上的矿物元素所组成，他的生命与能量需要在同样的元素中寻求养分，而该元素则可由日光和水作用的变化进入植物体内。

蔬菜可以分为淀粉类、非淀粉类、多叶的、含叶绿素的、甜的、酸的、半固体和半液体等多种。有些生长在地面，有些在地下。它们可能是植物的任何部分，如球茎、块根、根、茎、种子、荚、叶、果实及花等。有些含脂肪，有些则不含脂肪，但是所有植物都含有或多或少的维生素与矿物质。

淀粉类的蔬菜包括谷类或其他的种子、根与块根类。非淀粉类的包括多叶蔬菜与它们的茎柄及茎。叶绿素蔬菜有它特有的绿色且大多是多叶性的。甜的蔬菜如胡萝卜与甘薯都含有各种不同形态的糖。味道的特性因酸而来，如苹果酸、柠檬酸、草酸及其他的酸。蔬菜是半固体的或是半液体的，则由它所含水分的多少而定。脂肪与油脂可见于种子与果实中，然而在叶及茎柄也可以找到一些。有些植物富含维生素，而有些则不含对人体有用的东西。

植物是健康的好朋友

当希波克拉底宣扬他的箴言"你的食物就是你的医药"时，他的心中一定有蔬菜的医药特质存在。经验告诉我们，当人受着酸中毒所引起的疾病煎熬时，通常是由于过度偏吃甜食、淀粉及蛋白质所致。这时必须改用碱性的蔬菜来中和它。

饮食的历史指出，数百年来意大利人都是用西葫芦来当做药物使用。他们为什么选中这个简单而没有刺激性的蔬菜呢？也许这只是巧合、迷信，或者因为他们发现西葫芦除了有营养以外，它在土壤中也生长得很好。但是他们很可能不知道西葫芦与其他南瓜、黄瓜、甜瓜等一样含钠特别丰富。西葫芦和夏季南瓜及长颈南瓜中的有机钠是耗尽钠元素的肝脏最理想的补充剂。

含钾丰富的蔬菜如豆角及多叶植物，提供胰脏与唾液腺所需的钾，而胰脏与唾液腺正是人体钾的仓库。钙是动物（骨骼）与植物（茎柄）的骨架与支持物的必需元素，可自嫩枝、茎与根部获得。钠、钾、钙是人体需要最多的3种元素，植物自碱性土壤中吸取它们。植物中还有很多其他元素是动物及人体所必需的，但需要量很小，这就是微量元素。我们也从植物中获得它们。

数年来，用不同烹煮法烹煮的蔬菜、菜汤、菜汁都曾被用来治病，历史上曾提及"希波克拉底汤"，安布罗斯·帕雷的"神馔"和布立罕·杨格的"蔬菜组合"。现时在保健食品商店中所出售的最普遍的蔬菜组合则是"钾汁"。神经炎、关节炎、肝炎、肾病、偏头痛、癫痫和癌症乃是酸性中毒的表现，而植物正是它们的天然解毒剂。患了毒血症时，如果只有肝的损伤而没有其他特别的病症，以菜汁或菜汤作短期斋戒是既天然又有效的保护健康的方法，它会缓和肝脏的充血并使之恢复正常功能。

我发现糖尿病患者的最佳饮食法是做短期斋戒，只吃非淀粉类且富含钾元素的菜汁。糖尿病患者的胰脏已失去控制血糖量的功能，而胰脏的主要化学元素是钾，所以含钾丰富的蔬菜对糖尿病有特殊的价值。我通常把病人安置在床上，让他吃非淀粉类蔬菜，如芹菜、香菜、西葫芦与豆角，在水中烹煮后再以搅拌器混合打成浆，除此之外，不再给予其他的食物，直至病人的尿液不再含糖分为止。他需要卧床休息以保存精力，同时尽可能使胰脏在不受酸的干扰下工作。要使病人的尿液不含糖需要 3 ~ 4 天的时间，然后他可以在小心的膳食照顾下恢复日常的工作。直到尿液中再次发现有糖，才需要再次斋戒，只吃菜汁，最后才给予他一套对他的病症最适合的膳食。

选择蔬菜的注意事项

已有不少人论及膳食中生蔬菜和熟蔬菜的价值比较。最简单的原则是：人类与草食动物都必须烹煮蔬菜，以分解包裹着植物细胞的纤维素。人类用热，草食动物则用发酵，因此它们有的有好几个胃。不过，生的蔬菜对人类也很有价值，主要是它的体积和粗糙性，可保持肠的内容物不致太干燥。人的肠管构造需要粗糙的食物来迅速排除废物，并用它来保持肌肉的强壮。当然要特别注意的是当肠的衬里有黏膜炎时，

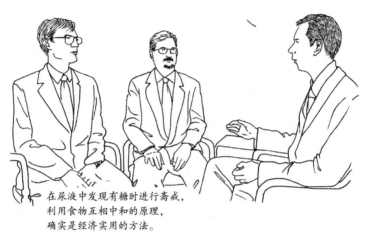

我的糖尿病吃了很多的药也没见好转，
可是用了斋戒疗法之后就好多了。

在尿液中发现有糖时进行斋戒，
利用食物互相中和的原理，
确实是经济实用的方法。

粗纤维的食物会刺激它，甚至引起出血。所以进食生菜与水果时必须特别谨慎。

蔬菜除了略带碱性并含有维生素与微量元素外，最可贵的还是它们所含的水分。你可以称之为"天然水"，它是最适合人体需要的。这种水几乎没有刺激性，当然也没有自来水常有的不受欢迎的味道，所以蔬菜汁如果需要稀释，就应该用蒸馏水。有些蔬菜汁含有色素，例如胡萝卜的胡萝卜素，它会慢慢地使皮肤变黄；绿色的汁，如香菜、菠菜或其他绿叶，对发炎的肠衬里可能有刺激性；而红菜根会令尿液变红。所以选用它们时要特别小心。

常有人问我吃素的价值，我并不鼓励以它作为生存的一种途径。一个人不能在没有蔬菜与水果的环境下泰然生活，但也不可能完全依靠蔬菜与水果而保持最佳的健康。当病人在很长一段时间里吃太多肉食时，我会鼓励他进食素菜。遇到这种情形，我要求他吃素直到他的肌肉中再没有多余的动物蛋白为止，然后提供一些肉类、蛋和乳制品的含量都不太多的膳食给他。

肉食者与素食者的争论已有好几个世纪，而且将会继续下去。很多显要的人物站在人道主义的立场上赞扬素食主义，然而很多自称为素食者的人在吃奶酪、奶油、蛋和喝牛奶。他们不是真正的素食者，只是不吃肉类而已。从营养的角度上看，他们拥有一个甚佳的膳食。

总而言之，关于蔬菜方面，有数点是需要谨记的：在同一顿饭内最好不要将蔬菜与水果或其他甜点混合在一起。一餐只吃一种淀粉类蔬菜。根菜类如胡萝卜、防风草、芜菁、甜菜等（不要将这些蔬菜与块根类的植物如马铃薯混为一谈）经烹煮后较难消化，因为它们有产生气体与发酵的趋势。对久坐的人来说，豆类中的糖、淀粉与蛋白质的组合是最难消化的，因为它们常会制造一些肠胃的毛病。蔬菜最好用蒸的，或用少许的水来烹煮，过分的烹煮会破坏酶与维生素。煮蔬菜汤时，汤汁不要倒掉。请谨记：洋葱、小萝卜、大蒜、韭菜、水翁菜、味道强烈的青菜沙拉、大部分的香料和有苦涩味的果皮中的挥发性油脂与其他刺激物都是有毒的，是造物

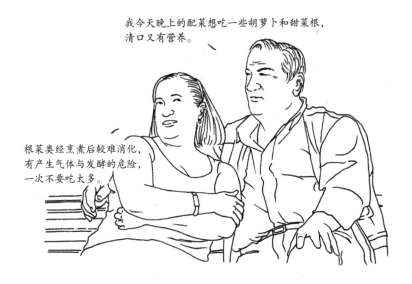

我今天晚上的配菜想吃一些胡萝卜和甜菜根，清口又有营养。

根菜类经烹煮后较难消化，有产生气体与发酵的危险，一次不要吃太多。

者将它们放在植物中，用以阻止昆虫侵袭而已（早期，香料被普遍用作防腐剂或以之掩盖腐肉的臭味，现在我们都用冰箱了）。香料是天然的杀虫剂，虽然常有开胃的效果，但是最好不要吃。既然这些挥发性油脂可以刺激脆弱的肾小管，我们便应从膳食中除去它们。

第四节　生乳和酵母是食物也是药品

你的食物就是你的医药。

——"西方医学之父"希波克拉底

生乳与肝的相适性

古时候，某些民族的法师奉献牛奶给在天之神，他们认为天就是有丰满乳房的乳牛。这种人类最早的食物在营养学上有着独特的地位：它比任何食物都完美，也是成人、婴儿与孩童的蛋白质的最佳来源。但是因为它的味道好而且容易吞服，所以常常会被过量食用。当然，绝对不应该只用它来止渴，牛奶是一种食物而不是饮料。

如果肝脏的功能正常，吃生乳是无害的，因为牛奶的蛋白质很容易变成为我们身体的蛋白质（要注意我指的是"生"乳，未经消毒的）。但当肝脏的分泌物有毒并且胆汁呈酸性反应时，就麻烦了。我们要知道牛奶原来是发育中的小牛的食物，在它出生后的头3个月，牛奶使它的骨骼重量每个月增加1倍，而人类婴儿需要6个月才能使他的体重增加至出生时的1倍。那么牛奶中的钙含量一定要比人乳高出很多，才会使小牛有如此的生长速度。哥伦比亚大学的亨利·谢尔曼医生在对牛奶做彻底研究时，发现每升牛奶含有3770毫克的钙。他指出发育中的孩童一天不可以吸收多于325毫克的钙。再者，因为小牛的生长快速，所以需要蛋白质的量也较多，这可以在牛奶中的酪蛋白中得到，大量的蛋白质给予小牛很多能量。小牛需要较少的乳糖，而婴儿需要的是较少的蛋白质和钙质，但要较多的乳糖，人乳就是这种比例。当你要改变牛奶使之适合婴儿时，需要谨记这点。但是为什么要改变牛奶呢？现在是否是复兴"母亲的胸部是婴儿最完美的食物来源"的时候呢?

6个月大婴儿的牛奶需求量应为每24小时550毫升。6个月至6岁大的时候给予800毫升比较适合。但如果还吃蛋、奶酪和肉类等蛋白质时,牛奶的量就应相应减少。另外需要谨记如果每餐只吃一种蛋白质食物,肝脏所承受的压力便会大大减轻。例如在有肉类、鱼或家禽肉的一餐内,同时进食牛奶或乳制品是不好的。

如果肝的分泌物和胆汁有毒并且带有酸性的时候,在胃内形成的凝乳便不再是软絮状而是如橡胶一样坚硬,因而导致消化困难与便秘。当具碱性和含钙丰富的乳浆中和了酸性胆汁,就会产生泥白色石灰尿酸盐,既会淤塞胆管,又很容易于胆囊中沉积而形成胆结石,同时亦能使舌头长出一层白膜并产生口臭。

舌头是肝的测候器,它的被覆物的种类,水肿、味蕾的各种炎症和后来的萎缩,都指示肝脏已经出现各种程度的损伤。因此,我们对如何使用牛奶作为肝病患者的膳食以提供蛋白质一事,必须十分小心,尤其是对老年人。伦敦的伦纳德·威廉斯医生进行详细的观察后,做出如此评论:"很多老人浮沉在他们的牛奶棺材中。"

生乳须适量地食用

生乳(或它的组成部分)使用得宜,便是最佳的蛋白质养分,可以作为人体组织的再造者。希波克拉底以它治疗脚

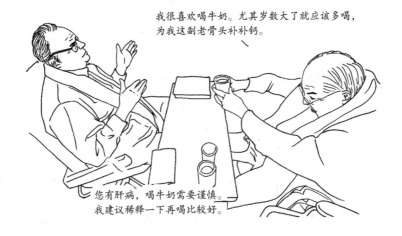

我很喜欢喝牛奶。尤其岁数大了就应该多喝，
为我这副老骨头补补钙。

您有肝病，喝牛奶需要谨慎。
我建议稀释一下再喝比较好。

病患者；米切尔医生行医时曾创造了一些奇迹，他大部分的
保护健康的方法都包括了牛奶膳食。

　　称为肾上腺机能减退（肾上腺衰竭）的临床状况（现时
很多），用牛奶膳食能够缓解病情。大部分的牛奶膳食在使
用时，疗养院强调半小时喝 1 次牛奶，但每次的间隔中要有
充分的休息，每天喝 5～7 升，牛奶是新鲜的生乳且要除去大
部分的奶油。

　　查尔斯·波特医生曾以牛奶膳食使数千病人提高免疫力，
他描述用这种膳食的病人的反应如下：

　　膳食开始 2 小时后，心脏的反应便会加速，在 12～24 小
时内，心跳每分钟增加 6 次；2～3 天内心跳还会增加至每分
钟多跳 12 次。脉搏有力；皮肤红润；毛细血管的血液循环快

……体温增加……牛奶膳食的刺激性很像酒精对循环系统所产生的刺激效果，但是它们的后果却完全不同……身体的随意肌变得坚实，有点像运动员的四肢……肠肌的能力增强，致使每天有数次较多的粪便排泄。

这是所谓肾上腺反应的最佳写照，但需谨记牛奶膳食并不适合每个人。它的功用依肝脏的情况而定，而肝脏的情况，基本上可从舌及尿液的检查中得知。

以下是我自己的一个临床病例。这个病人是一个64岁的农民，患有严重的肾上腺功能减退，他衰弱到不能坐起来，并常感觉很冷，就是用6个热水袋，他的肛门温度也只有34℃。他的皮肤灰白，指甲青紫，有中度呼吸困难，严重的心房纤维性颤动，脉搏为72，血压是100/90，同时有大量的肠气，以致时常打嗝而干扰他的休息，腿与脚就是在休息时也都有中度的水肿。

我以甜生乳的凝块与切碎的青绿莴苣混合而成的膳食作为治疗他的药物。最初的两日，24小时里每隔15分钟给他吃1茶匙的药，然后慢慢增加分量，但只在白天的14小时里每隔30分钟进食1次。他原先的体重是61千克。两天后他开始可以入睡，心脏的跳动也较规律，但他的体温仍然很低。5天后他的体温稍有升高，指甲的青紫也不见了。11天后水肿消失而体重是57千克，这对一个1.85米高的人而言太轻了。18天后他感觉比较舒服，身体也暖和了一些，站立时也不会头晕了。他的指甲呈淡红色，心脏的不规则跳动也差不多都消失了。调理后的第 32 天，他变得健康强壮，便回到密苏里州家中，他的体重回升至 60.5 千克。以同样的膳食进食了 1 个月后又增加 13.5 千克，然后又过 1 个月他的体重是 76.5 千克，2 年后他回到农场继续工作。然后渐渐增加凝乳的量，直至他每天吃 7 升牛奶的凝乳为止。除了莴苣外不吃任何其他的食物。

初见这个病人的时候，他有非常严重的肾上腺衰竭症。如果以盐溶液、刺激剂或毛地黄来鞭策他可怜的肾上腺，会导致心肌衰竭的。生乳中酪蛋白的蛋白胶体既可以作为心脏的刺激物，又能提供可资利用的元素给肝脏做身体的一般性修复，而肾上腺则渐渐再被磷所充填，遂得到良好的康复。

好的食物保护健康

生乳是一种好的食物，如果能很好地利用，它有时也是一种好的药。瑞士人的主要蛋白质来源是牛奶及其制品，马萨人（非洲游牧民族）的膳食只包括牛奶与生血（他们挤牛的奶和血），而这两种人都是世界上最健康、最强壮的。

大自然费了很大的劲，创造以乳头至嘴的传递系统，来保障乳的新鲜性。乳在化学上的不稳定性使它容易消化。当《旧约》说"如此强烈需要的是乳而不是大块的肉"时，他们已知道乳易消化并有异常的营养特质。

不幸的是，人为了保存牛奶而做各种尝试，造成复杂分子的转变或分解，降低了它作为食物的价值。远离原来分子

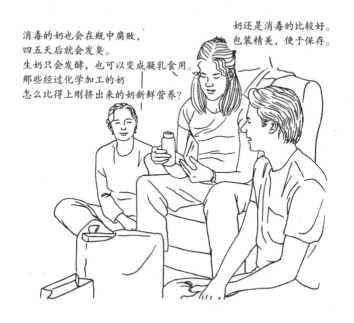

消毒的奶也会在瓶中腐败，
四五天后就会发臭。
生奶只会发酵，也可以变成凝乳食用。
那些经过化学加工的奶
怎么比得上刚挤出来的奶新鲜营养？

奶还是消毒的比较好。
包装精美，便于保存。

式的变质物有奶油、奶粉、奶酪、炼乳、消毒乳（巴斯德消毒法）和全脂牛奶等。如果膳食的主要蛋白质是由变质的牛奶或乳制品组成，其结果是造成发育不良的哺乳动物。

我常常以生乳作为药物使用，在我行医半世纪以来，我从未见过被称为"波状热"（布鲁氏杆菌感染所引起的病症）的病例。消毒乳在肠内腐化，而生乳只是发酵。其实，在温暖的房间内，消毒乳也会在瓶中腐败，4~5日后就会发臭。生乳只会发酵，且可变成凝乳并能食用。

任何人都知道生乳越新鲜越有食用价值，加州的一位牧场主人多森先生发表他的试验，证实了这事实。当他的养殖场中的母牛生下一对孪生小牛时，他准许其中一只小牛直接吮吸母牛的乳，而用水桶盛母乳来喂养另一只。水桶的乳是生乳，但是经过冷冻且存放了 12～24 小时。两只小牛的生长速度有明显的分别，高度相差约 10 厘米，以水桶喂乳的小牛比较不活泼，周身毛色缺乏光泽。布登杰医生的猫实验中显示，消毒的牛奶可能变质而危害动物；爱丁堡的约翰·汤姆生的孪生小牛试验，报道了其中一只小牛吃母乳，另一只喂以消毒牛奶，吃母乳的生长健康而吃消毒乳的在 60 天内死亡。这个实验重复了很多次。

数世纪前希波克拉底的格言"你的食物就是你的医药"，一样可以应用于今日。面对如今将牛奶制成粉末或浓缩的新形态来保存它的现状时，我便想起希波克拉底的另一格言很合时宜："在他们还未知道好与坏时，他们宁可盛赞外来品，而不愿赞扬他们已知是好的惯用品。同样的，他们宁愿赞美令人迷惑的事而不颂扬明显的事实。"

酵母是毒胆汁的克星

酵母是我们这个行星上，最早的植物生命形态之一。它可能是在一个很偶然的情况下被人类所利用。在一个热天里，酵母细胞偶然接触到原始人主妇所制的野谷类面团。当面团在热砖上烤时，它膨胀了，结果得到一个轻而发酵了的面包。很快又发生另一个令人高兴的事，这个生面团的一小部分可以使另一个新面团发酵。当时，酵母罐便成为家庭之宝，新娘也将她自己的酵母罐带进新家。

不过，酵母仅是作为食物时我们才关心它。因为它的弱碱性，可以缓和发炎的表面，吸收并中和酸。对酸性或有毒的胆汁而言，酵母是最有价值的解毒剂。作为维生素B的来源，它是最好不过了。伦敦的布鲁默指出它有增加正常碳水化合物消化的能力，阻止未完全氧化的脂肪酸如有害的丙酮酸、乳酸和醋酸等的积聚。酸性或有毒的胆汁常会刺激小肠，导致痉挛而中断正常的蠕动，这是引起便秘的最普遍原因之一。碱性的酵母中和肠内的刺激物，同时可以恢复肠的正常运动，但是它不能视同通便剂。

酵母对皮肤也有很好的效用，很久以前人们便已用它作为面疱和粉刺的治疗剂了。酵母中的维生素可以帮助功能异常的肝脏正常地氧化膳食中的脂肪，如果食物中的脂肪未完全氧化而阻塞了油脂与皮脂腺，就会造成粉刺。虽然吃酵母可以改善面疱和粉刺的问题，但也要除去饮食中的脂肪和奶油、酥油、鲜奶油及油质奶酪等。我知道酵母混合少许玫瑰水便是女性既有效又便宜的面膜。

除了皮肤病外，酵母对溃疡患者也有用处。在肠内它是弱碱、无腐蚀性和无刺激性的。对出血胃溃疡的病人来说，当南瓜或豆角的菜汁对溃疡还是太具腐蚀性时，以少许牛奶或水稀释酵母服用是有帮助的。这样的病人，我曾经要求他们每天吃22个酵母饼，数天后，溃疡得到有效缓解。通常我建议我的病人每天吃2～3个酵母饼：大清早吃1个，因为它可以大大地中和胆汁的酸性。酵母饼的味道可口，有点像奶酪，而余味更是清香无比。

有些人会抱怨吃了酵母后会有肠气，其主要原因是肠道运动受阻，继续使用酵母会使气体消失。但服用酵母会作呕或觉得味道不佳的人，不要尝试吃它，他们应该从植物界的其他成员中找寻另外的碱性解毒剂。

在市场上有两大类酵母。第一类是新鲜、压缩、柔软的制饼用酵母，在杂货店中可以买到，可存放在冰箱中。也有被制成干燥的粒状物，包装在小胶纸袋中，像酵母饼一样，它是活的，这是说它能使生面团发酵。对消费者而言，它尚有很多好处：它可以在室温下保存，旅行时也可以带至买不到它的地方。

第二类是酿造用酵母，这种制品后来由一位关于延年益寿的畅销书的作者普传于世。我们将这种酵母洒在120℃的干燥槽中使之变为粉末，这和将牛奶变成不易消化的奶粉一样，已被灭活或改变。它是可以保存的，不过是"死"酵母，因为它不能用以发酵生面团。加热不但会降低维生素的含量，而且还会将有机盐改变为比较不易被身体利用的无机盐。加热又使它变酸，因此有刺激性并带有"鸡汤"的味道。它与新鲜酵母不同，既可以和任何食物共存，又很少引起肠胃胀气。虽然它没有生酵母有效，但总比没有酵母好，仍有些许价值。

最便宜的解毒剂

酵母由几个和红细胞大小相仿的小细胞组成，好像一串葡萄般疏松地连在一起。它们与其他植物细胞不同，因为它们没有被纤维层包围，如果有的话要先破坏纤维层才可作为食物。烹煮可以破坏纤维层。人用锅子煮蔬菜，某些草食动物在它的胃里烹煮食物，不过两者的效果都一样。裸露的酵母细胞比较容易被消化液所作用，所以容易被吸收。烹煮会破坏酵母细胞的部分维生素，它们在活的状态时是维生素 B 最丰富的来源，且富含碱性元素，尤以钠和钾为甚。如前面所述，它们对胃、肝和肠的酸，有最具价值的缓冲作用。

甚至在发现维生素之前，酵母便已被认为有医疗价值，特别是对消化不良、胃痛及便秘。但是酵母在禁酒令颁布以前还不是十分普遍。奇怪的是，很多广告在推介酵母的同时，竟让消费者将果汁，特别是橙汁与西红柿汁，与酵母一起进食，或将它涂在面包或咸饼干上吃，结果使得胃肠内的发酵作用增加。吃酵母的人虽然不喝啤酒，却在胃肠内制造啤酒。他们将果汁与酵母混合在一起想得到酒精发酵而生的乐趣，但这对肝及肾是有害的。

新鲜酵母虽然比酿造酵母优越很多，但是除非胃是空的时候，我们才能吃它。我们应该单独食用它，让它慢慢融于口中，或将之与温水或牛奶混合着吃，除此之外，绝不能与任何其他东西一起进食。吃新鲜酵母的最佳时间是大清早、晚餐前一小时或睡前，夜里可再次服用。在我行医的半个世纪里，都是在用这种方法，而从没有任何不良反应。有时在特殊情形下，它也可以在没有含糖或淀粉类的晚餐后进食，用以解除胃痛和心灼。

最后，我们必须谨记肝脏是人体极重要的器官，它的主要功能之一是过滤血液中的毒素与杂物。只要肝脏正常，血液即可保持纯净，因而不会生病。不适当的膳食，会破坏肝脏，夺去它的有机钠而减低它的碱性。肝脏受损的一个症状就是疲倦，这是现代人普遍拥有的症状。为了中和肝脏的毒素，需要进食含钠多的蔬菜，而酵母非常便宜，堪称是穷人的含钠丰富的蔬菜。让我再说一遍，它是天然有机维生素的丰富来源之一，且是毒胆汁的强力解毒剂。当坏的饮食习惯已戒除后，酵母应在复原性膳食中占有一席之位。而用来调理身体时，它是最有价值的食物之一。

第五节　盐及刺激物之于好食物

从现在开始要知道合适的饮食会带来什么好处，多大的好处。最重要的是，你将收获良好的健康。

——贺拉斯　诗人

生命真的需要盐吗？

如果在疾病未完全破坏生命器官之前，医生就能诊断出来，这个医生才能算是对病人提供了真正的帮助。一定要在官能病症及症状出现前，了解身体的化学作用，包括内分泌腺的化学作用及机能。因为食物造就血液，而血液在供养细胞，因此要维持健康就得了解食物的化学及消化机理。什么是营养？营养与刺激物的不同在哪里？而所谓的健康，是否只是食用刺激物后的假象，但实际上却隐藏着对生命器官的破坏呢？

维持生命、健康及促进生长的食物，必须是有机物。而无机物，纵使仅用少量，也会给身体带来不好的影响，更会在不知不觉间成为毒害身体的物质。大量或长期使用这些无机物（就算是用作调味品以提高食物的味道）也会引起生命器官退化。最常用的无机物，当然是氯化钠——食盐。

很久以前人们已观察到，在身体机能退化的某些状况下，食盐似乎使情况更坏。现在我们知道这是因为食盐干扰了代谢废物的排泄。在早期，我们已注意到肾脏病病人发生水肿是血中有过多的钠元素的结果。对照实验显示食盐会妨害尿酸的排泄，使风湿及湿疹的病状更为严重。后来，在狗及鸡的对照实验中（它们排泄大量的氮使之成为尿酸），又证实了喂食以盐，纵使是很少量的，也可引致死亡。剖尸检验这些动物时，发现因盐沉积而成的尿酸结石，镶满了它们的肾脏和肝脏。

当然，我们早已知道动物在需要时，常走一大段路程至盐地取盐。但我们怎么知道它们并不是缺乏矿物质而是以舐盐作为啮树叶或树枝的一种可怜的取代方式呢？就算我们给予马大量盐分，它仍会咬树皮、咬马槽的木板及摩擦电线杆。是不是动物喜欢盐即表示它需要盐呢？一个肥胖的女人要一个冰淇淋是否因为她喜欢它呢？先给马以糖，然后让它选择含糖或含盐的饲料，它会去吃含糖的饲料而漠视含盐的那一种。这是否又表示马需要糖呢？所以上述的论据除了证实盐是一种刺激物以外，并没有什么实际的意义。盐可使血压上升，刺激肾上腺，使我们有舒畅的感觉。这种刺激，带来精神上的快感、温暖、敏锐感及看起来健康的身体。我们再三地读到生命需要盐的文献，但这是否属实？

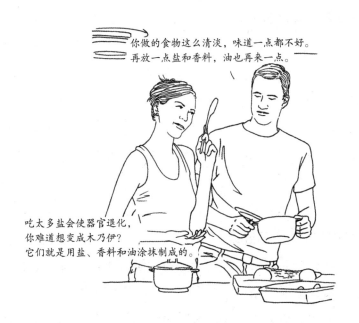

你做的食物这么清淡，味道一点都不好。
再放一点盐和香料，油也再来一点。

吃太多盐会使器官退化，
你难道想变成木乃伊？
它们就是用盐、香料和油涂抹制成的。

本杰明·拉什医生发现他所研究的爱斯基摩人和巴塞洛缪看到的亚洲内陆人一样很健康，但他们从未吃过盐。

人类最早的调味品是盐，在罗马时代已视之为神圣之物，每个国家都有关于盐的警句。古今中外，盐均被认为是一种有潜力的药物，可用于治疗。少量的盐可作为刺激物，大量的盐可用作防腐剂。古埃及人用油、香料及盐涂在木乃伊的包裹上；今天我们以油、香料和盐做的沙拉调味品，把活人变成木乃伊一般。在街上随时可见这些"木乃伊"：皮肤干燥、身体萎缩、满头白发，这些都是肝及肾脏硬化的外部特征。当我看到他们，便会怀疑在他们死后何必还要用盐来防止腐化！

营养学家玛丽·罗斯博士在《营养学基本原理》一书中强调："我们自普通食盐所取得的氯化钠远超过人类对氯化钠的需要。况且，这些元素均普遍存在于食物中，故很少有缺乏或不足的可能，除非是那些长久采用特殊限制的膳食，或长期在酷热下工作的人。所以主要的问题就在食盐是否用得太多。"我个人并不同意罗斯博士所说的在酷热气候下工作的人需要更多的盐。

刺激物残害我们的健康

为什么盐会那么有害？量少的时候，盐可立刻经汗水及尿液从身体排泄出来；量较多的时候，它便会滞留于身体组织及血流中，引起"血气过多"的状态，这表示有超过正常量的氯化钠在血液中循环。这种分量的食盐会对个人产生刺激，如果这种刺激状态导致人大量出汗，血中的盐便会骤然下降，形成高氯血症。而血中盐分骤降，会压迫个体。因此，不但刺激物被除去，身体的细胞及血液中的等压平衡也受到干扰，遂造成身体组织的休克，较为敏感的神经及大脑组织受损尤大。如果在这种高氯血症的情况下大量摄取食盐，个人便可恢复身体的平衡，而后因受到刺激，再次感到正常。简而言之，一种化学不平衡的状态得到恢复。

这解释了很多医学界人士，特别是盐片制造商所推荐的，在炎热时用盐片的表面价值。

一个人能借皮肤及肾脏等通道很快排出盐分，只要身体健康，抵抗力强，而且内分泌腺能充分发挥功能，就不会有太多的盐滞留。但若排泄的通道不能充分发挥作用，便会造成盐的积聚和很多随之而来的伤害。通常这种伤害分为3个阶段：第一阶段，肝、肾、皮肤，个别或全部都可能引起身体机能的退化；接着是第二阶段的官能损伤；第三阶段是盐中毒，那时，肾脏受到破坏的各种症状均会出现，尿中会有白蛋白、圆柱状肾细胞退化物、红细胞和脓等。在第一个阶段中，尿中即出现过多的氯化钠（但无症状及病症），虽然在此时个体仍感觉正常并自以为健康。在第二阶段，包括在适当的运动及吃得过饱后皆可使尿中出现蛋白质。至第三阶段时，肾脏已受损过甚，以致盐的排泄大受阻碍。到这个时候，再去限制膳食中的盐分，已没有多大的效果了。

食用无机盐是一个坏习惯，那么何以不让植物将氯化钠在它们的根、茎、叶和果实合成为有机形式再食用呢？这不是最简单的办法吗？当盐是在这种形式下消耗时，汗及尿液中绝不会有过多的盐分出现。

其他的刺激物，如咖啡、烟草与酒精，都可以在体组织及血液中增高其浓度。如果突然中断这些刺激物，便会引起神经平衡的严重失调。一个健康的年轻人虽然经常喝咖啡，但喝过咖啡后，他能立刻把咖啡酸排出体外，这便不会引起任何有害的反应。这种饮料给予他相当的刺激，是一种对一切都觉得很好的感受。不过当肾随着年龄增长而渐渐退化时，总有一天在喝过咖啡后，不能立刻排泄咖啡酸，而是一滴一滴地积聚在身体各系统中。那时原本健康的人便感到不再那么健康，于是他决定不再喝咖啡。可他不但没有立刻感到好转，反而发觉自己心力交瘁，并常发生严重的头痛。当他知道自己正忍受着脱瘾所带来的病症，他感到很吃惊，虽没有那么严重，但仍然是那些"瘾君子"所有的症状。

停喝咖啡后，直到咖啡中的毒素完全排出，头痛才会停止。这些毒素以高浓度离开身体需 1～14 天。如果这时把咖啡的饮量减至一个安全的范围，便可透过小便排除有害的咖啡酸。当一个人每天都喝咖啡后，那种刺激感会让他越喝越多。由此可见"咖啡休息时间"的习惯是十分有害的，它使不应该喝那么多咖啡的人，有机会喝过量的咖啡。

高浓度的咖啡毒素在身体长期积聚以后，会使身体中毒，不管喝多少咖啡，都不再有刺激性，随之身体会出现一段时期的压抑。我相信这是一个危险时期，因为身体已被毒素饱和而十分疲倦，那时很容易发生健康浩劫，譬如关节炎、神经炎、癌症。

早在健康崩溃前，医生便发现突然停喝咖啡会使大多数人头痛，但可以再喝更多的咖啡去治疗它。同样，当突然停止嗜酒者的刺激物，他会有震颤谵妄的症状，治疗的方法是喝更多的酒。烟瘾者每每在戏剧表演中段时，急急跑至走廊，点起香烟。服禁药的瘾君子，当把他赖以维持生命的东西夺去时，他便会立刻崩溃，唯一方法是再度给他药品。这些例子证实了身体化学平衡的突然改变，会引起个人的失常。但这绝对无法证明咖啡可治头痛、香烟可治好神经过敏、酒精可治愈震颤谵妄或吗啡可治忧郁症，反而证明了它们的害处。

慢性盐中毒是隐形的杀手

现在再回来讨论食盐的刺激性。在非常炎热或气压甚低的天气下，接下工作的工头需要保持工人的工作效率。如果只要给予工人大量食盐就可维持工作效率，并可在预定时间内完成工作，工头便不停地供应他们食盐。至于对工人的内部器官有没有造成化学伤害，他全不去理会。动脉硬化、贫血、黏膜发炎等，对他而言似乎都太遥远了，不足以令他担心。他不是科学家，因此看不到这些疾病与慢性盐中毒的关系，虽然医疗工作者最近都承认无盐膳食可以减轻动脉硬化、高血压、气喘及过敏性鼻炎等病的症状。

金鱼在鱼缸中的活动频率，可因盐分的增加而提高。看见它们激烈地运动，便很容易相信它们是在最佳健康状态中，虽然盐只是刺激它们而已。其实很容易将一种刺激状态与健康状况混淆，甚至医生也会迷糊，有时不分青红皂白地开出带刺激物的药方。但最后不可避免的身体崩溃，证明了刺激物治疗法的不合理。

英国心脏病专家麦肯齐爵士曾说：

疾病最初出现在身体里时必然是潜伏性的，对整个组织并没发生多大的干扰，也没有明显存在的象征。渐渐地病人才意识到他并不是很好，他的身体状况使他失去对健康的信念。不适的感觉发生了，开始时很模糊，其后愈见确定，严重到使他急于得到解决。但最小心的检查仍无法找出有疾病的明显特征。其后存在于某器官或组织的疾病便使那部分有构造上的变化，于是疾病便由身体现象显示出来，而一般应用的临床方法均可指出疾病的性质。

只有以详细的化学检验来检查身体的分泌物，如黏液、泪、胃液、尿、关节液及血液等，才可得到盐中毒的早期诊断。我们正常的血氯成分似乎都过高，因为大部分所谓正常的病例均是盐积聚的早期病例。让我们再引用麦肯齐医生的话："当然有证据显示疾病早期的性质，只要我们能诊查得出来。"

在这里，我要阐述一下自己的意见，这是多年来研究刺激物与健康的关系所得到的结果：沉溺于各种刺激物，如酒精、烟草、咖啡、茶、兴奋药物、盐、胡椒、各种香料和合成维生素等，迟早会降低身体能力而破坏健康。一个人如果在吃饭时拼命加盐，甚至并不想试试是否过咸，或在晚餐前喝下数杯鸡尾酒，再吃一大块牛排，然后喝下一杯又一杯的咖啡，这样当然使他暂时感到很愉快。但当你把刺激性食物、盐或药拿走，他定会感到虚弱、头痛、疲乏及忧郁，他的工作也大受影响。他惧怕这种情况的发生，只得断定这些改革膳食的方法都是愚昧无用的。

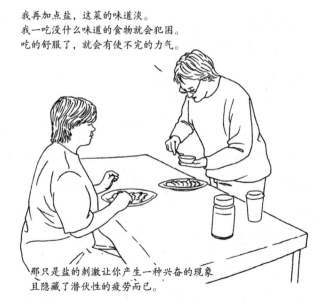

我再加点盐，这菜的味道淡。
我一吃没什么味道的食物就会犯困。
吃的舒服了，就会有使不完的力气。

那只是盐的刺激让你产生一种兴奋的现象
且隐藏了潜伏性的疲劳而已。

他不明白这种服食刺激物的习惯，无论是食物或药物，之所以使他感觉更佳，只是因为他在劳役他的内分泌腺，尤其是肾上腺，以产生一种兴奋现象而隐藏潜伏性的疲劳。但他又能苛待自己的身体多久呢？

当然，大众对嗜好刺激物这件事应该得到教育。很不幸的是，有很多人，纵使我们能接触到，也没法帮助他们。例如成千上万的人工作过劳，生活被局限，生来在生理及内分泌方面都很虚弱，所以必须用严重缺乏维生素的猪肉、盐、油脂、白糖、热面包、玉米酒、咖啡等来刺激身体，使之能进行足够的工作以维持他们贫乏的生活水准。不单只是咖啡、盐、糖及玉米，威士忌酒也对身体产生刺激，其他的食物如猪肉、培根、热面包与馅饼，都可以有效地暂时把身体的慢性疲劳隐藏起来。所以他们继续保持进食这些刺激物的习惯，直到不再年轻的时候，身体已退化至不能工作的地步为止。幸运的是，现在儿童已开始食用较好的食物：全麦面包、牛奶、适当煮过的蔬菜和新鲜水果，取代了天天把芜菁、芥末和咸猪肉一起烹煮的膳食。因此，在公立学校进行营养膳食指导，虽然进程缓慢，但必能开辟出改善健康的道路。

正确的食物在哪里？

在我们研究早期人类头骨的时候，发现他们的牙齿还保持在极佳的状态中，有时甚至头骨本身已退化，而牙齿还能保存完好。在他们那个时代，食物中有80%是蔬菜，这是造

成他们拥有美观、完整的牙齿的原因。今天如果食物中有 5%
是蔬菜已算十分幸运了。

瑞特纳医生曾说：

现代人最后都会变成像这样的一种动物——摄取维生素，
消耗制酸剂，靠巴比妥酸盐来镇静，以阿司匹林减轻痛苦，
以苯甲胺刺激神经，身心俱有疾病，需要外科手术帮助。人
从自然的最高产物变成疲劳、胃溃疡、紧张、头痛、过度刺激、
神经质、没有扁桃体的动物。

当我一次又一次地指出疾病与不良的饮食习惯之间的关
系时，都会被问及："什么是正确的食物？"虽然大部分医疗
专业者都反对食物能引起疾病的说法，但大部分以前我接触
过的医生，都要求我列出癌症、关节炎与其他慢性疾病的合
理膳食，因为他们目睹我用食物调理好了一个又一个的病人。
要解释这些问题必须知道病人的腺功能、化学遗传、习惯与
消化器官的功能障碍等。我虽然希望自己能对他们有所贡献，
但事实上，基于良知，我绝不能顺从这些医疗工作者。

例如，我们已经知道，人类需要蛋白质、脂肪、淀粉、糖、
纤维素、维生素、有机盐和水。其中某些食物比较容易消化。
那么让我简化这份名单，以求得到最好、最易消化和带来最
少伤害的食物。但我要提出警告，这张名单范围狭窄，难容
多种变化。但食用这些食物却可以给你带来良好的健康。

最容易消化的蛋白质是三成熟的牛肉及羊肉，生或稍熟
的蛋黄以及未经加热杀菌处理的生乳。肉类必须短时间烹煮

或近于生的原因在本书已论及，蛋黄和牛奶的用法也是一样。植物性蛋白质例如胡桃、鳄梨和豆角均很有价值，但被分类为次等蛋白质。至于脂肪，以奶油为最佳，而肉类和植物的脂肪则次之。煮熟的（最好蒸熟的）马铃薯是有用淀粉的最佳来源，谷类淀粉次之，再其次是蔗糖和水果的天然糖分。纤维素食物十分重要，因其为人的肠胃组织构造所需，最少刺激的是叶、枝、茎及碱性度高的水果和蔬菜。

要记得如果以上所述的食物成分已包含在膳食中，那就无须再添加额外的维生素和有机盐了。例如斯蒂芬森清楚地证实了新鲜的、生的或短时间烹煮的肉类，含有确保身体健康的维生素和有机盐。

没有哪种良药适用于所有人

现在，让我们来看看想要吃这些食物的人。即使他吃了最好的糖和淀粉，这些食物的消化因唾液、胰腺和小肠的不完整的化学作用而不被完全吸收。这时蛋白质可诱发肿瘤或癌，脂肪可引起疖和疔，糖可产生酸性物质并造成胀气，纤维素食物可带来腹泻和出血，有机盐则可产生有害的刺激。任何其中一种痛苦均可在毒血症者身上发生，而引起一种替代作用，使消化液的正常化学功能大受阻碍。这又证明了一句老话："这个人的良药，可能是那个人的毒药。"因此我们可以看出，要写一本每日食谱实在是不可能的。

有时必须停止饮食，让过劳的消化系统得到短暂的休息，

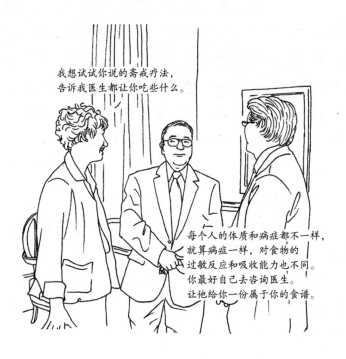

就如我的医案中一些病人所做的。消化受到损害、受到限制，就只能忍受一两种食物了。在这里，我可以举出一例：一个喘着气而腿肿的病人来找我，他是一位政治领袖，坚强而受人拥戴。诊视的结果显示他有严重的心脏衰弱，同时也不能消化糖、淀粉和脂肪。在一天24小时中，他只能在早上11时至下午2时这段时间内吃东西才能消化吸收。

调理他的方法本质上很简单。所有的药物均不再使用，每天只吃一顿饭，混合莴苣、芹菜及稍煮的牛肉。他要吃0.25

271

千克到 0.5 千克的肉类，这由饥饿的程度而定。经过 3 个星期，他的浮肿、衰弱及气喘都消失了，又可以开始他的政治生涯。我多次告诉他，因为他对糖及淀粉类过敏，所以不可吃任何此类食物，稍吃一点即可能致命。他良好的健康状态维持了两年。后来，他的部属为他庆祝生日，带来一个巨大的生日蛋糕。他坚持不吃，但他的朋友一定要他共享。他吃了一大块，24 小时后，他死去了。我不必特别指出，这当然是食物过敏的一个极端例子。

当消化液有毒或功能不良时，消化的化学作用必受到妨碍。这就是希波克拉底所谓的"邪恶的体液"。胆汁及胰液流进胃底下数厘米的小肠里与食物混合，两者均可成为"邪恶的体液"，并且对某些最佳的食物组合产生干扰。

营养的膳食来自大自然

有关食物的书籍汗牛充栋，《美国饮食营养协会杂志》评论："从远古的亚当与苹果的故事开始，人已相信每种食物的特异性。总有一些人抱着似乎正确的理由，坚持在某种食物中找到保持青春的万灵药。在营养及饮食的领域中，都可用科学上的发现去迎合他们的利益。"某些个人的发现令很多人认为特定食物的混合是十分危险的。例如：淀粉与蛋白质是一种很不好的混合物。他们所忽略的是，淀粉和蛋白质加上有毒的胆汁才是最坏的混合。因为大部分的饮食书籍均基于个人的嗜好及偏见，而结果是收集了一大堆令人吃惊的好的与坏的混合物。大自然充满着智慧，从未创造一种完全是淀粉或糖的食物，甚至肉类也含有大量的淀粉——以肝糖和肌糖的方式存在。

因此，我所能做到的就是给病人大量可消化的食物，再以蔬菜及水果中和血中的毒素。很多伟大领袖或当权者有偏爱及限制的膳食，他们对大众影响甚巨。例如，有一位法国皇帝晚上会气喘发作，他的御医就下结论说"晚上的空气"对他不良，整国的臣民也立刻认为"晚上的空气"是有害的。

奥斯勒爵士曾想起食物的流行性，他说："我们都是膳食的罪人，我们所吃的，只有一小部分能供给我们营养，而大部分都变成废物，以至消耗能量。"另一个评论家也有同感，他带着含蓄的幽默说："大部分我们所吃的食物都是不必要的，所以我们咽下一大堆食物时，只取用其25%，另外的75%后来成为医生的利益。"

这是很新鲜的说法吗？其实这点曾记载在古埃及的纸草上。从古至今，人类就已渴求所谓的"良好的膳食"。

让我重复一遍，身体中的蛋白质是由氨基酸所组成，其数量等于英文的字母。最大的字典包含了千千万万的字也不过是由26个字母所组成；同样，身体细胞的不同蛋白质也是由数目不多的氨基酸所组成。因此消化的能力往往受身体蛋白质的化学变化所影响。

虽然我曾在本书中强调"什么是可吃的与什么是不可吃的"重要性，但读者必须记住什么时候不吃东西才是更重要的。一次简单的断食，只喝稀释果汁或菜汁，就可让病人有一次把身体的毒素及废物排除的机会。如果在这个时候，血中化学成分能因食物的适当选择而重新获得调和，身体就可恢复健康。

总之，在膳食及发生疾病的广泛关系间，仍待更多的研究以了解人类对营养的需要，目前我们仍不能全部了解那些需要。但我确实知道，营养的最佳来源即是食物，越新鲜、越天然的越好，而一定不是药店架子上那些没有生命的产品！